The Whole Food Style Book

老化物質

AGE
ためないレシピ
ウェルエイジングのすすめ

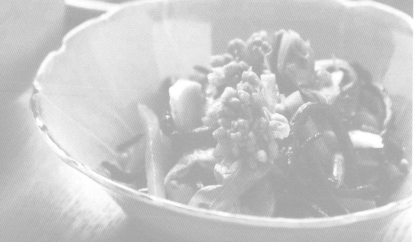

料理家 タカコ ナカムラ / 医学博士 山岸 昌一

The Whole Food Style

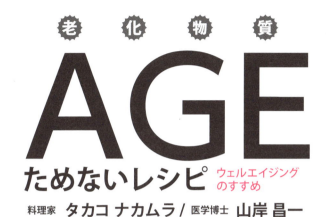

老化物質
AGE
ためないレシピ　ウェルエイジングのすすめ

料理家 タカコ ナカムラ / 医学博士 山岸 昌一

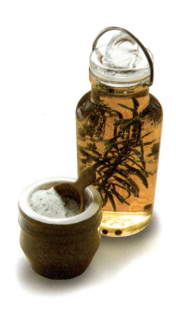

はじめに

「AGE（エージーイー）」とは、「タンパク質」が「糖化」してできた最終産物で、老化の原因物質と考えられています。体を作っている細胞やタンパク質がさびつくのが「酸化」なら、さしずめ「糖化」はこげつきに相当します。

この「AGE」が皮膚に溜まってくると、コラーゲンのプリプリ感が損なわれ、肌はハリを失い、「たるみ」や「シワ」の原因となります。なんと、我々の研究から「AGE」が皮膚に溜まってくると、老け顔になることがわかってきました。

さらに、「AGE」が体の至る所に溜まってくることで、動脈硬化やアルツハイマー病、がんや骨粗鬆症になりやすくなることも知られています。

「AGE」は、血中のブドウ糖が過剰になって、いろんな臓器にあふれ出た時に作られます。つまり、血糖値が上がると、「タンパク質」に糖が結びつき、体温でこがされて「AGE」ができ上がっていくわけです。

また、「AGE」は、体内で毎日、少しずつ作られていくだけではなく、「AGE」を含む食品を摂取することで、口からも体内に取り込まれてしまいます。

実際、「AGE」を多く含む食品を頻繁に食べている人ほど、体に「AGE」が溜まっていることがわかってきました。

もちろん、人は、生きていくために糖をエネルギーとして使っていますので、もともと我々人間は、「AGE」の蓄積を避けて通れない宿命にあります。しかし、「AGE」対策をうまく立てることで、老化をゆっくりとさせることができそうです。

ぜひ、本書をヒントに「AGE」を溜めない体づくりをはじめてみてください。

久留米大学医学部教授　山岸 昌一

Advanced Glycation End Products
=
A.G.E.

Sugar + amino acid → glycation

heat 🔥🔥🔥

目次

はじめに
久留米大学医学部教授/山岸 昌一 ‥‥‥ 2
目次 ‥‥‥‥‥‥‥‥‥‥‥‥‥‥‥ 4
AGEってなに? ‥‥‥‥‥‥‥‥‥‥ 6
AGEは老化を促進させる ‥‥‥‥‥‥ 8
美味しそうなものにはAGEがたっぷり ‥‥ 10
お肌のシワもAGEの仕業 ‥‥‥‥‥‥ 12
AGEが体に及ぼす影響 ‥‥‥‥‥‥‥ 14
AGEを防ぐ食べ方と基礎知識 ‥‥‥‥ 16
体内でAGEを作らない食べ方 ‥‥‥‥ 17
うどん?そば? さて、外食でなにを食べるか? ‥ 18
調理法によって大きく変わるAGE ‥‥‥ 20
AGE抑える調理法のまとめ ‥‥‥‥‥ 21
食品・調理別のAGE含有量 ‥‥‥‥‥ 22
AGEを増やさない調理法 ‥‥‥‥‥‥ 24
　油を使わない調理法ウォーターソテー ‥ 25
　低温蒸し ‥‥‥‥‥‥‥‥‥‥‥‥ 26
　ブレイズ ‥‥‥‥‥‥‥‥‥‥‥‥ 28
　電子レンジを使わない温め方&解凍法 ‥ 30
　コールドスタート ‥‥‥‥‥‥‥‥‥ 32
　50℃洗い ‥‥‥‥‥‥‥‥‥‥‥‥ 33
　ベジブロスでAGEを抑える ‥‥‥‥‥ 34

　ベジブロス応用編 ‥‥‥‥‥‥‥‥ 36
　〈コラム〉AGE対策としてのベジブロス効果 ‥ 37
AGEを抑えて作る定番料理 ‥‥‥‥‥ 38
　揚げない鶏の唐揚げ ‥‥‥‥‥‥‥ 38
　海老チリ ‥‥‥‥‥‥‥‥‥‥‥‥ 39
　煮込まない野菜カレー ‥‥‥‥‥‥ 40
　ズッキーニのブレイズ ‥‥‥‥‥‥‥ 41
　朝食改善メニュー ‥‥‥‥‥‥‥‥ 42
　和食は低AGEの代表料理 ‥‥‥‥‥ 44
　AGEを溜めない食材選び ‥‥‥‥‥ 46
　〈コラム〉スルフォラファンとAGEの美味しい関係 ‥ 48
　ブロッコリー スーパースプラウト ‥‥‥ 49
　調味料や香辛料でもひと工夫しましょう ‥ 50
AGE抑えるレシピ ‥‥‥‥‥‥‥‥‥ 51
ブロッコリー スーパースプラウトを使ったメニュー
　スプラウトとトマトの冷製パスタ ‥‥‥ 52
　スプラウトのサンドイッチ ‥‥‥‥‥ 54
　サーモンの手まり寿司 ‥‥‥‥‥‥ 55
　鯛のカルパッチョ ‥‥‥‥‥‥‥‥ 56
　スプラウトのスムージー ‥‥‥‥‥‥ 57
海藻を使ったメニュー
　ひじきと桜海老の煮物 ‥‥‥‥‥‥ 58
　おぼろ昆布のしゃぶしゃぶ ‥‥‥‥‥ 59
　はんぺんの青のり焼売 ‥‥‥‥‥‥ 60
　もずくの寒天寄せ ‥‥‥‥‥‥‥‥ 61

酢とレモンを使ったメニュー

しめ鯖と和野菜のサラダ/自家製ぽん酢 ‥‥ 62
サワードリンク ‥‥‥‥‥‥‥‥‥‥‥ 63
酢りんごジュース/お酢ラテ/お酢レモネード
大人のポテトサラダ ‥‥‥‥‥‥‥‥‥ 64
スパイス入り中華風ピクルス ‥‥‥‥‥ 65
酢の物 ‥‥‥‥‥‥‥‥‥‥‥‥‥‥ 66
れんこんの酢きんぴら/みりんを使った酢の物/ほうれん草の海苔酢和え

ネバネバ食材を使ったメニュー

ネバネバおかず ‥‥‥‥‥‥‥‥‥‥ 68
モロヘイヤの切り和え/おくらのたたき
長芋のたたき和え ‥‥‥‥‥‥‥‥‥ 69
梅/塩昆布/明太子
ひじき麹納豆 ‥‥‥‥‥‥‥‥‥‥‥ 70
ひきずりうどん ‥‥‥‥‥‥‥‥‥‥ 71

こんにゃくと大豆製品を使ったメニュー

凍りこんにゃくのトリッパ風トマト煮込み ‥‥ 72
こんにゃくのダイエット炊き込みご飯 ‥‥ 73
フルーツ白和え ‥‥‥‥‥‥‥‥‥‥ 74
高野豆腐のミートソーススパゲッティ ‥‥ 75

きのこを使ったメニュー

なめたけの茶碗蒸し ‥‥‥‥‥‥‥‥ 76
きのこのハーブマリネ ‥‥‥‥‥‥‥ 77
自家製なめたけ ‥‥‥‥‥‥‥‥‥‥ 78
そばがきのたっぷりきのこ汁 ‥‥‥‥‥ 79

ハーブ＆スパイスを使ったメニュー

ハーブの調味料 ‥‥‥‥‥‥‥‥‥‥ 80
ミックスハーブヴィネガー/ハーブソルト
スパイス入り煮卵 ‥‥‥‥‥‥‥‥‥ 81
ハーブ豆腐マリネ ‥‥‥‥‥‥‥‥‥ 82
ターメリックのシーフード炊き込みご飯 ‥‥ 83

その他

トマトの麹カプレーゼ風 ‥‥‥‥‥‥ 84
鶏ハムの野菜ロール ‥‥‥‥‥‥‥‥ 85
きゅうりの煮物 ‥‥‥‥‥‥‥‥‥‥ 86
アジア風大根の炒め煮 ‥‥‥‥‥‥‥ 87

デザート

水切りヨーグルトのおやつ ‥‥‥‥‥ 88
りんごの赤ワイン煮バニラアイス添え ‥‥ 89
フルーツのバルサミコ酢和え ‥‥‥‥ 90
花巻 ‥‥‥‥‥‥‥‥‥‥‥‥‥‥ 91
お茶＆ハーブティ ‥‥‥‥‥‥‥‥‥ 92
教えて！AGEを溜めないコツ Q＆A ‥‥ 93

おわりに
料理家/タカコ ナカムラ ‥‥‥‥‥‥ 95

AGEってなに?

　AGEとは、Advanced Glycation End Products の頭文字をとった言葉です。Glycationは糖化反応という意味ですが、1912年にフランスの化学者メイラード博士によって発見されたもので、メイラード反応とも言います。

　簡単に説明すると、糖とタンパク質が加熱されることによって、タンパク質に糖が結びつく、これが糖化です。

　例えばトンカツなどのフライは具に小麦粉をつけ、溶き卵にくぐらせ、さらにパン粉をつけて油で揚げます。小麦粉、パン粉などの炭水化物である糖質、そして油による加熱、その結果、こんがりきつね色に揚がります。

　このきつね色のいかにも美味しそうな食べ物、それこそがAGEであり、「終末糖化産物」と呼ばれるものなのです。

タンパク質 ＋ 糖質 ＋ 熱 ＝ 糖化

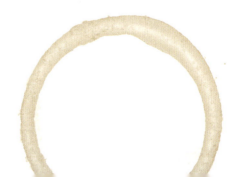

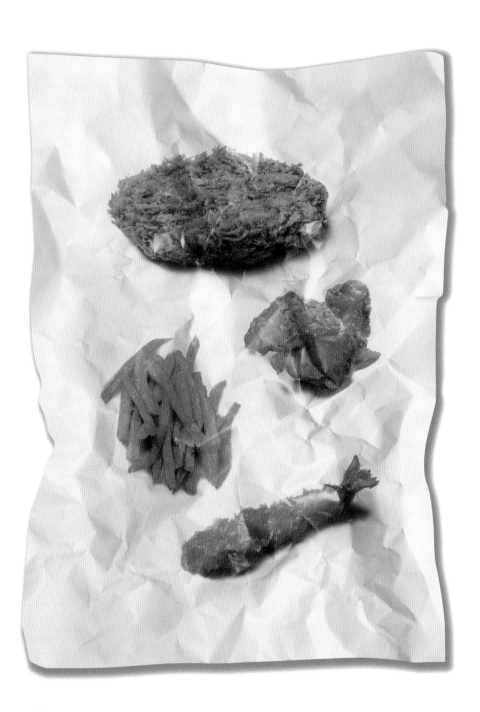

AGEは老化を促進させる

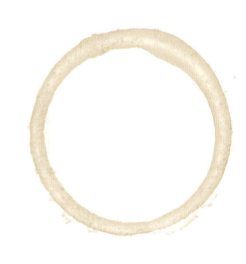

　AGEはタンパク質が糖化してできた最終産物です。このAGEが体内に蓄積されると、老化が進みます。
　「老化の原因は酸化」とよく言われます。リンゴの皮を剥いてしばらく置くと茶色に変色していきます。リンゴのポリフェノールが酸素と結びついて酸化するのが原因ですが、人間の体の中でも時が経過するとともに酸化が進行するのです。

　体内には酸化を抑制するために、もともと抗酸化酵素が備わっています。この抗酸化酵素の主成分はタンパク質ですが、そのタンパク質がAGEになることで本来の能力が発揮できなくなるのです。その結果いっそう酸化が進む、つまり老化が促進されるということです。
　本書ではAGEを増やさない食べ方や、AGEを体内に増やさない調理法で作るレシピを紹介しています。

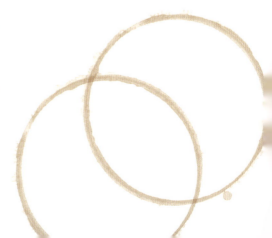

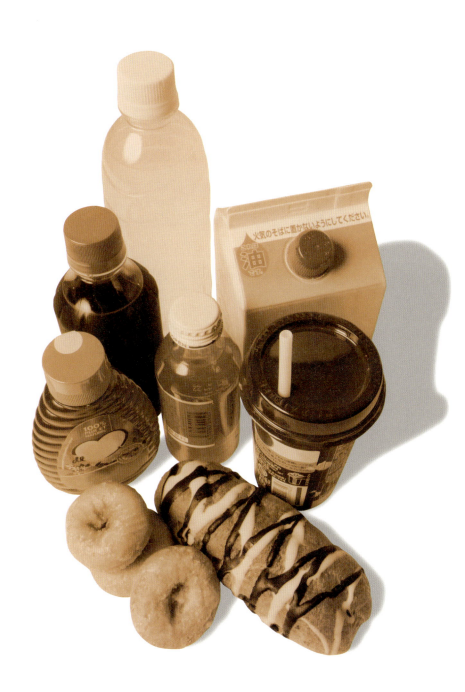

美味しそうなものにはAGEがたっぷり

　AGEが含まれているかどうかの見分け方は美味しそうな茶色の焼き色の程度。揚げ物だけでなく、小麦粉、卵、牛乳、砂糖を混ぜてフライパンでこんがり焼いたホットケーキもAGEの代表食品。焼肉やステーキもAGEがたっぷりの食べ物です。こうした食べ物が口から入ると、体内にAGEが蓄積されていきます。

　さらにAGEは人間の体の中でも生み出されます。

　人体の細胞を構成する主成分はタンパク質ですが、このタンパク質の表面にベタベタと糖がくっつくと、AGEが体内で作られていくのです。

　特に血糖値が長時間高い状態にあるときにAGEはどんどん蓄積されていきます。血糖値が高いということは、血液中にブドウ糖がたくさんあるということです。体内にAGEが蓄積されると、元のタンパク質が持っていた働きがどんどん失われていきます。タンパク質に糖がくっついただけの段階であれば、元の正常なタンパク質に戻ることもできます。しかし、時間が経過して、一旦AGEに変化してしまうと、周りのタンパク質までAGE化しながら居座ることになるのです。

　つまり、血糖値を長時間高い状態にしておかないことも、AGEを増やさないためには大切なことなのです。血糖値を上げる食品は糖質がたっぷりなもの、ご飯やパスタなどの麺類、スイーツといった、これもまた美味しそうなものばかり。食べ方にも注意が必要です。

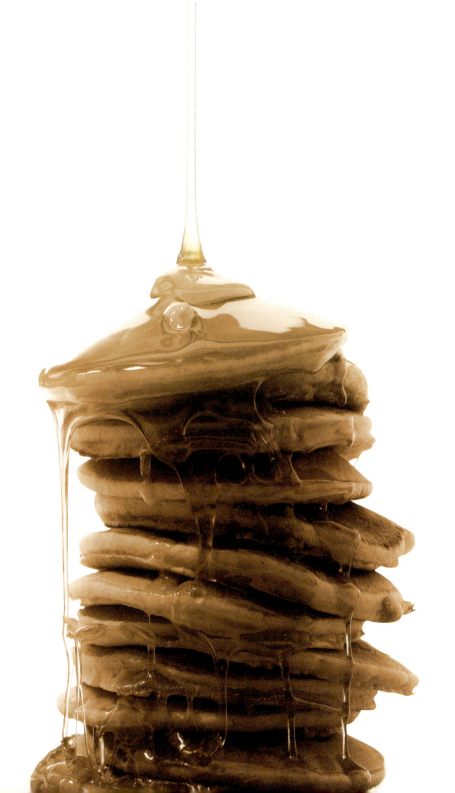

お肌のシワもAGEの仕業

　タンパク質は人間の体を構成する物質です。このタンパク質が糖化すると本来の働きができなくなってしまいます。

　例えば、髪の毛のほとんどはケラチンというタンパク質からできています。ケラチンが糖化し、AGE化すると、髪のコシが失われ、キューティクルも損なわれてツヤがなくなります。

　皮膚もまたその主成分はタンパク質です。若い人の肌に張りがあり、プリプリなのはコラーゲンや弾性線維といったタンパク質が元気一杯だからです。

　ところが皮膚のタンパク質がAGE化し機能が低下すると、シワやたるみが出てきます。

　関節の軟骨もコラーゲンなどのタンパク質でできていますが、加齢によって膝や関節が痛くなるのも、タンパク質のAGE化による可能性が考えられます。

　AGEが溜まることでシワが増え、髪はパサパサ、関節も痛くなる。つまり見るからに老けた状態になるのです。

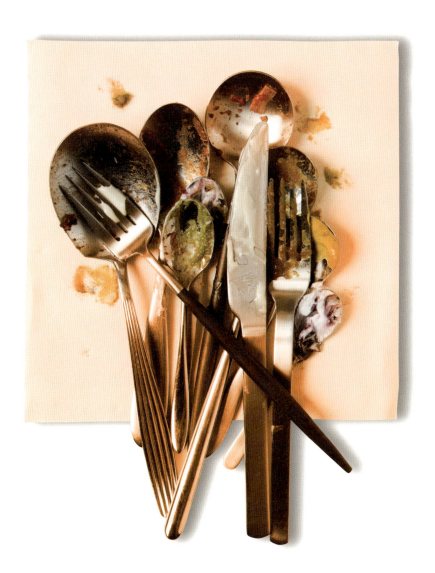

AGEが体に及ぼす影響

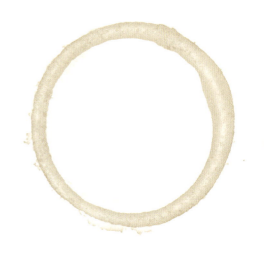

　AGEが体に及ぼす影響は肌や髪の毛といった見た目の老化だけではありません。外見が老けている人の死亡率がそうでない人の約2倍も高いという統計もあります。

　体内の臓器や血管もタンパク質でできているので、当然といえば当然でしょう。

　例えば、血管のタンパク質がAGE化すると、血管そのものが硬くなり、同時に内側が厚くなって血液の循環がうまくいかなくなります。その結果、「動脈硬化」が起こります。動脈硬化は心筋梗塞や脳梗塞、さらには高血圧の原因にもなります。

　その他、AGEが歯周病、腎臓病、がん、アルツハイマー病、更年期障害、骨粗鬆症などの原因になっているという報告もあります。

　人間の体を老化させ、さまざまな病気の原因にもなるAGEをいかに溜めないようにするか。次章は、その方法について触れます。

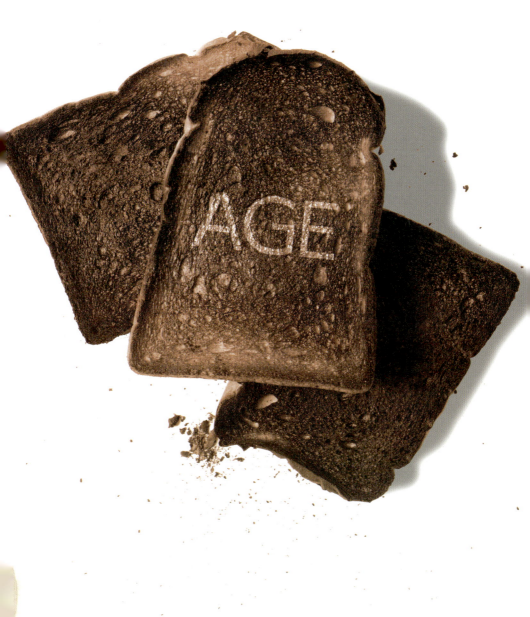

AGEを防ぐ食べ方と基礎知識

> 1日あたりのexAGEの目安：15000exAGE
>
> exAge とは：英語の「exogenous」には、外からの、外因性の意味があり、食事から身体に入ってくるAGEを示す値のことを「exAGE」という。

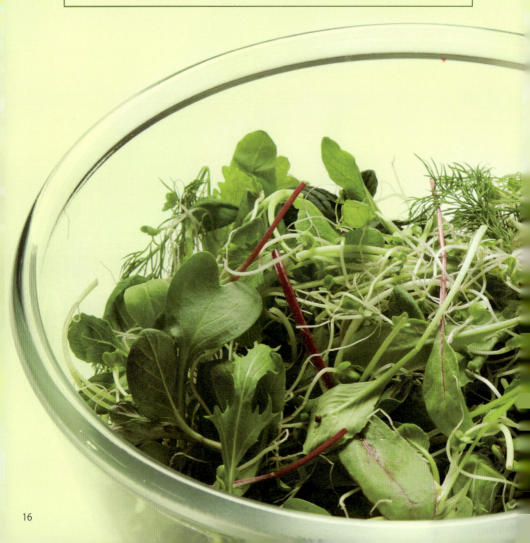

体内でAGEを作らない食べ方

AGEを体内に溜めないためには、なるべく体内でAGEが作られないようにすることです。

血糖値が高い状態が長時間続くと、体内のタンパク質に糖がくっついてAGEが作られてしまいます。

それを防ぐためにまずは糖質過剰の食生活をやめることです。ご飯や麺の量をなるべく減らすこと。炭水化物中心の食事は、カロリーがさほど高くなくても、血糖値を上昇させる原因になります。

ラーメンと炒飯のセットなどはもってのほか。カレーライスならいいかというと、小麦粉が含まれているルウにじゃがいもやにんじんなど糖質の多い具材、さらにそれをご飯にかけるのですから、炭水化物の塊と言ってもいい食べ物です。

「ご飯や麺の量は、いつも大盛り」「デザートは別腹」「飲んだ後の〆ラーメン」はAGEへの最短距離と言ってもいいかもしれません。

血糖値を上げないためには、食べる順番に気をつけることも大切です。

①食物繊維の多い食品から先に食べる。

野菜や海草類など食物繊維の豊富なものをたっぷり摂り、次に肉や魚、大豆などのタンパク質、最後にご飯や麺などの炭水化物を食べるようにします。

②よくかんでゆっくり食べる。

時間をかけてゆっくりと食べるようにしましょう。できれば３０分は時間をかけて少しずつ食べることで血糖値の急上昇を防げます。

もちろん、よく噛むことも大事です。よく噛むと少ない量でも満腹感を得られて、食べ過ぎを抑えることができます。

③甘味のない飲み物を。

清涼飲料水に使われている異性化糖はブドウ糖の10倍の速さでAGEを作るので注意しましょう。

適度な運動も必要です。特に水泳やジョギングなどの有酸素運動をすることで、ブドウ糖が筋肉に取り込まれてエネルギーに変わり、血糖値が下がる効果が期待できます。

うどん？ そば？
さて、外食でなにを食べるか？

　食品に含まれるAGEの約7％が体内に残ります。とはいえ、決してトンカツやフライドポテトを口にしてはいけないというわけではありません。ただ毎食、揚げたり、炒めたりしたものばかりでは、いつの間にかAGEが体内に溜まってしまいます。

　なかでも、気をつけたいのが外食。特にランチや夜の居酒屋での食べ物には要注意です。ここでは、外食でなにを選ぶべきかをアドバイスしましょう。

○中華料理

　注意したいのは揚げた肉をさらに調理する酢豚や肉団子、炒飯も高温の油で調理された糖の塊です。焼き餃子よりは水餃子、春巻きよりは小龍包。炒め物を食べるなら、繊維の多い野菜炒めやレバニラ炒めがよいでしょう。

○居酒屋

　ビールによく合う唐揚げやコロッケ、フライドポテトはなるべく我慢。どうしても揚げ物が欲しいなら、調理時間の短い野菜の天ぷらがおすすめ。刺身や酢の物、冷や奴、納豆、きのこ類などのメニューを積極的に食べましょう。

○ファミリーレストラン

　ハンバーグ、ステーキ、海老フライなどは要注意。和定食から選ぶのが懸命です。ともあれサラダバーでしっかりと野菜を摂ること。しかし、ドリンクバーの炭酸が含まれる甘い飲み物はAGE値が高いのでNGです。

○麺類

　昼食に麺類という人も多いでしょう。具材が少ないシンプルなラーメンは血糖値を上げてしまいます。ラーメンを食べるなら野菜の多いタンメンを。かた焼きそばは麺を油で揚げたうえに炒めた具材、AGE対策の上では天敵のような食べものです。

　うどんなら大丈夫と思うかもしれませんが、小麦粉でできたうどんは糖そのもの。しかも消化が早いので血糖値を上げてしまいます。麺類なら低GI値（P.47参照）のそばを選びましょう。

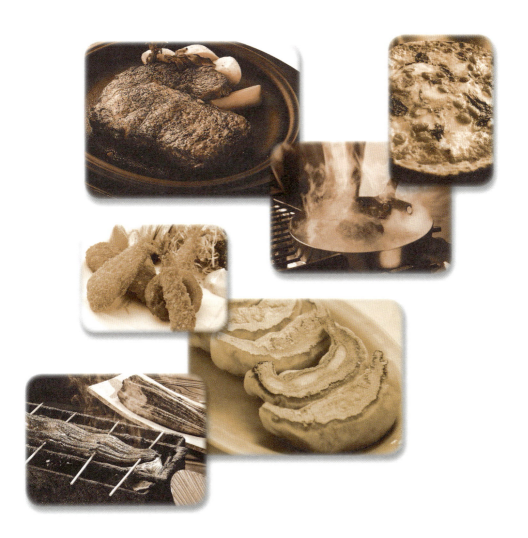

高exAGE食品 WORST5

❶ カルボナーラ	27,033	exAGE
❷ サーロインステーキ	26,843	exAGE
❸ ミックスピザ	21,783	exAGE
❹ シーフードピザ	19,676	exAGE
❺ カツカレー	17,337	exAGE

調理法によって大きく変わるAGE

　AGEを溜めないためには、AGEを減らすことも大切です。

　食品に含まれるAGEの約7％が体内に蓄積されます。わずか7％かもしれませんが、毎食のようにAGEをたくさん含む食べ物を食べていると、気がつくとかなりの量のAGEが蓄積してしまうのです。

　食品に含まれるAGEの量は食材とその調理の仕方によって大きく変わります。特に同じ食材でも調理法によってAGEの量が変化します。例えば生の牛肉に比べてステーキは14倍もAGEが増え、鶏肉も茹でるより唐揚げの方が10倍もAGEが増えます。

　また、同じ卵でも、ゆで卵に比べてオムレツは2～3倍、目玉焼きでは20倍近くのAGEになってしまいます。つまり、どんな食材かということよりも、どういう調理をした料理かということの方がAGEにとっては重要だと言うことです。

　AGEはタンパク質が、糖や脂肪と一緒に高温で加熱された時に作られます。特に美味しそうなきつね色の部分がメイラード反応です。つまり、唐揚げやフライなどの揚げ物、甘いタレの焼き肉、ステーキなど、特に若者や男性が好みそうなものにAGEが多く含まれているのです。ここでポイントをまとめておきます。

◎ AGEは素材より調理の仕方で大きく変わる。

◎ 生 → 蒸す・茹でる → 煮る → 炒める → 焼く → 揚げる
　　この順番でAGEは増えていく。

まずは、これをしっかりと覚えておいてください。

AGEを抑える調理法のまとめ

調理の基本ルール　高温で長時間調理するほど「AGE」は増えます。

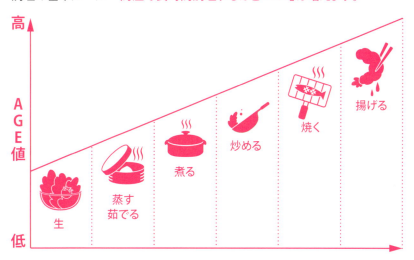

AGEを抑える働きのある食材を上手に組み合わせる

避けたい調理法

❶ 電子レンジでの調理
　特に10分以上の加熱。電子レンジで調理したものの再加熱
❷ 揚げ物を炒める料理（例えば、酢豚などの中華料理）
❸ 二度揚げ（フレンチフライなど）
❹ 肉や魚、炭水化物をこげつけさせる
❺ 長時間高温で加熱したレトルト食品を多用すること
❻ オーブン、圧力鍋での調理も高温調理になるため注意

食品・調理別のAGE含有量

AGEの含有量は調理の方法によって変わります。
1日の総AGE摂取量の目安を7,500〜1万ku（キロユニット）にすると、
AGEが過剰に溜まることはないでしょう。

食品名 / 調理方法	AGE値 (ku/100g)
牛肉	
生	707
ステーキ / 超レア	800
ステーキ / フライパン焼き	10,058
ステーキ / 直火焼き	7,497
シチュー	2,657
ハンバーガー	5,418
豚肉	
フランクフルト / 直火焼き	11,270
フランクフルト / ゆでる	7,484
ミートローフ	1,862
ミートボール	2,852
ベーコン	91,577
スペアリブ	4,430
ソーセージ / 生	1,861
ソーセージ / フライパン焼き	5,426
鶏肉	
バーベキュー	8,802
水炊き	957
ソテー / フライパン	4,938
唐揚げ	9,732
蒸し焼き	769
丸焼きバーベキュー	18,520

食品名 / 調理方法	AGE値 (ku/100g)
魚介類	
鮭 / 生	528
鮭 / スモーク	572
鮭 / フライパン焼き	3,084
鮭 / 鍋	761
鱒 / 生	783
鱒 / 焼く(25分)	2,138
エビ / 冷凍を電子レンジ調理	4,399
エビ / フライ	4,328
乳製品	
モッツァレラチーズ	1,677
プロセスチーズ	4,470
バター(スイートクリーム)	23,340
マヨネーズ	9,400
牛乳(4%脂肪)	5
豆腐	
生	488
軽くソテー	3,569
ゆでる	628
卵	
目玉焼き	2,749
スクランブルエッグ(1分)	173
オムレツ(低温12分)	223

食品名 / 調理方法	AGE値 (ku/100g)
主食	
米 / 生	9
パン	83
トースト	107
クロワッサン	1,113
コーンフレーク	233
パンケーキ	2,263
ベーグル	167
フレンチトースト	850
パスタ / ゆでる(12分)	242
野菜	
きゅうり / 生	31
玉ねぎ / 生	36
トマト / 生	23
にんじんなど / グリル	226
果物	
バナナ	9
りんご	13
りんご / 焼き	45
干しぶどう	120
アボカド	1,577
いちじく / 乾燥	2,663

食品名 / 調理方法	AGE値 (ku/100g)
スイーツ	
ドーナツ	1,407
クッキー(チョコチップ)	1,683
ビスケット	1,470
チョコレート	1,500
シナモンロール	907
ヨーグルト(プレーン)	3
りんごジュース(100%)	2
オレンジジュース(100%)	6
はちみつ	7
アイスクリーム	34
オイル&調味料	
キャノーラオイル	9,020
コーンオイル	2,400
オリーブオイル	11,900
マーガリン	17,520
しょうゆ	60
ケチャップ	13.3
飲みもの	
ワイン	11.2
ビール	1.2
コーヒー(ミルクと砂糖入り)	2.4
紅茶	2

参考資料 / アメリカ栄養士学会の報告書を参考に作成

AGEを増やさない調理法

同じ食材でも調理方法や食べ方ひとつで
AGEの溜まり方が違っていきます。
まずは、日々の調理法から変えていくこと。
それが最も効果的なAGE対策です。ここでは、
AGEを溜めないための調理術を一挙にご紹介します。

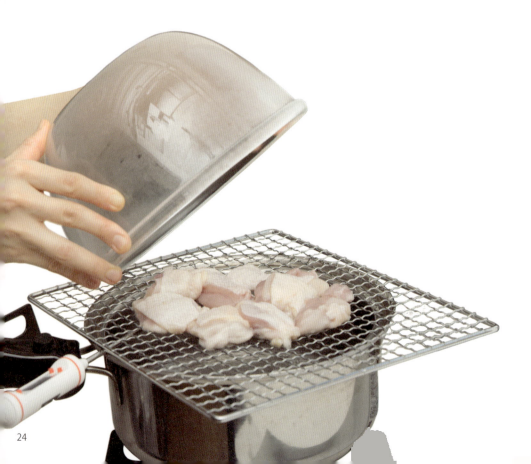

油を使わない調理法
ウォーターソテー

AGEを増やしてしまう大敵は油です。油を使わない調理法としておすすめしたいのが「ウォーターソテー」。油の代わりに水を使って具材を炒めます。

強火を避けて焦げないように炒めて、水分が足りなくなったら差し水をします。具材の野菜は火が通りやすいように薄く切ったり細く切って、火が通りにくい具材はフライパンに蓋をして蒸し焼きにしましょう。油を加えたいときは、仕上げに。加熱した油はAGEも高いうえ、酸化物質となります。良質な油を少量使うように心がけましょう。

野菜のウォーターソテー・手順

❶ 油の代わりに水を入れ中火くらいの火加減で沸騰寸前くらいにする。
❷ 具材を入れる。
❸ こげつかないように炒める。塩をひとつまみ入れて素材の水分も利用する。
❹ こげつきそうになったら、差し水する。

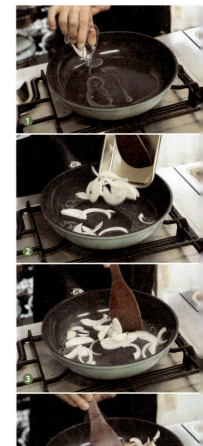

低温蒸し

AGEは、短時間で低温調理がキーワード。
生食以外では、低温で食材を蒸すこと。蒸すことは、優れた調理法です。

　AGEを溜めないためには、生食が一番いいのですが、調理法としては、水を使って茹でるか、蒸すかの調理法が最も有効的です。水の沸点は100℃で、沸騰しても100℃以上は上がりません。
　AGEは、高温調理で増えるため、水で蒸す調理法が最適なのです。まずは、70℃前後の低温で蒸すことがおすすめです。低めの温度帯で食材を蒸すことで食材のアクを除き、旨味を凝縮させる効果も期待できます。
　AGEは、加熱時間が増えるほどそれに比例して増えていきます。食材を低温蒸ししてから、炒めたり、揚げたりする通常の調理をするだけでも加熱時間は大幅に削減。AGEを抑えることができます。

家庭にある調理器具を使って低温で蒸してみよう

道具

鍋
ガラスボウル（ステンレスボウルでもよい、鍋の直径と同じくらいの大きさのボウルを使用）
網　キッチン温度計

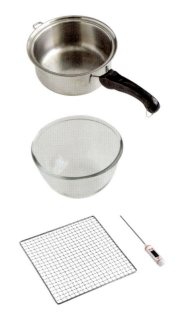

70℃で鶏肉を蒸す・手順

1. 鍋に湯を沸かして沸騰させ、いったん火を止める。＊湯量は、鍋の半分程度が目安です。
2. 鍋にアミをのせる。
3. 鍋とアミの間にキッチン温度計をはさむ。
4. 素材をアミの上にのせ、ガラスボウルをかぶせて蓋にする。
5. 70℃になったら火を止める。15〜20分低温で蒸す。
6. 70℃前後にキープし、温度が10℃位下がったら弱火で再加熱。鶏肉がふっくらと蒸し上がります。
＊素材ごとに適温と適時間が異なるため、試食して蒸し足りなければさらに何分か蒸しましょう。

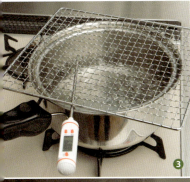
❸

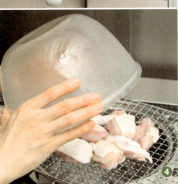
❹

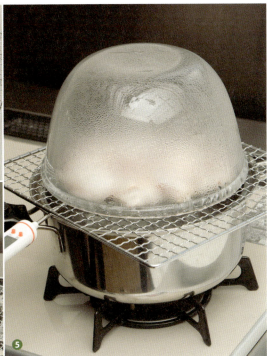
❺

＊低温で蒸す調理は「低温スチーミング」（スチーミング調理技術研究会代表の平山一政氏）http://www.steaming-cook.com/ や「ソフトスチーム」として早稲田大学と埼玉県（株）T.M.L代表の山川裕夫氏らにより、共同開発された加工技術です。食品加工や飲食店業界で広がりつつあり、新しい調理法として注目されています。

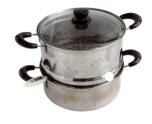

ブレイズ

少ない油で蒸し焼きするブレイズで
油の使用量を抑えながら美味しく料理しましょう。

　AGEは、タンパク質が糖、脂肪と一緒に高温で加熱調理されるときに作られます。基本的に揚げ物は、200℃前後の高温でタンパク質や脂肪を含む食材を揚げる調理法です。最もAGEを生む調理法と言えます。

　ここで紹介するブレイズ（Braise）は、少量の油で蒸し焼きする調理法のことです。

　必要な道具は、蓋つきのフライパンのみ。フライパンの蓋をしながら食材を加熱することで素材の味を存分に引き出すことができます。また、焼き縮みやこげる心配もありません。

　特に蓋を使うことで、温度が保たれるため、少量の油だけで焼くことができるという利点があります。

　ここでのポイントは、食材を厚くしすぎないこと。厚みのあるままですと、加熱時間が増えるためです。なるべく火を通りやすくし、数分程度で焼いてすぐに取り出せる厚みにするのがコツです。

道具　しっかりと蓋がしまる
　　　　蓋つきのフライパン

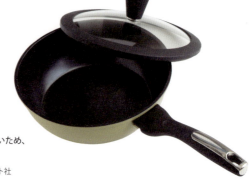

ナノセラミックコーティングでこげにくいため、油不用でも調理ができるフライパン。
ナノセラファイン ピコ・プラス / リバーライト社

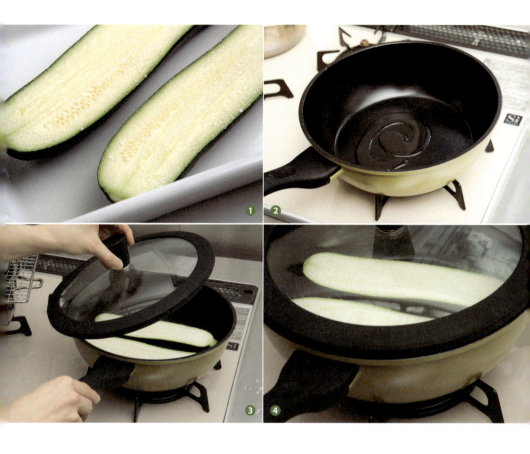

ズッキーニのブレイズ・手順

1. ズッキーニは、縦半分に切って塩少々をふり、表面に水分が浮いてくるまで10分ほどおいておく(この水分を利用して蒸し焼きにします)。
2. フライパンに油(約大さじ1/2)を入れて「コールドスタート(P.32参照)」で火をつける。
3. 油を全体になじませてから、ズッキーニの皮の方を下にして並べ、蓋をする。
4. 5分ほど蒸し焼きにしたら、蓋を開けて返し、もう片面を1〜2分蒸し焼きにする。

電子レンジを使わない
温め方&解凍法

電子レンジでチン!その手軽さの裏にAGE化が潜んでいます。
極力使わないテクニックを身につけましょう。

　いまや、一家に一台なくてはならない存在の電子レンジ。手軽だからという理由だけで、日常的に使っているこの電子レンジがAGE化を促進しているとしたらどうでしょう。

　電子レンジで加熱した食品は、茹でた食品に比べてAGE化を進めるという研究結果があります。電子レンジでの加熱は、マイクロ波で食品の分子を振動させて食品の組織を変性しながら高温で温めます。そのため、電子レンジで冷凍食材を温め直すと、食品に含まれるコレステロールが酸化して劣化してしまいます。酸化したコレステロールは、血管に侵入して動脈硬化を起こす要因とも言われています。酸化と糖化は、お互いが作用し合ってタンパク質やコレステロールを変性させていくのです。

　電子レンジを手放せない理由は、温め機能の便利さではないでしょうか。ここでは、鍋を使って短時間で温め直す方法をマスターしましょう。

道具　　蓋つきの鍋(無水調理できるステンレス多層鍋がよい)
　　　　オーブンシート(アルミホイルでも可)

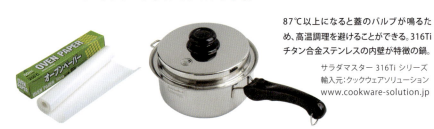

87℃以上になると蓋のバルブが鳴るため、高温調理を避けることができる。316Tiチタン合金ステンレスの内壁が特徴の鍋。
サラダマスター 316Ti シリーズ
輸入元:クックウェアソリューション
www.cookware-solution.jp

冷たいご飯の再加熱・手順

1. 鍋を予熱する。鍋底に水を少量入れ、すぐに蒸発する程度まで鍋を温める。
2. 鍋底にオーブンシートを敷く（あらかじめ、鍋の大きさに合わせてカットしておくと便利）。
3. オーブンシートの上に温め直したいご飯をのせ、少量の水を鍋底にかけてすぐに蓋をする。素材により、数分で温め完了。＊ご飯一膳分の場合は、水大さじ1程度で約1分が目安です。
※冷凍ご飯でも同様の方法で再加熱することができます。

せいろや蒸し器、
フライパンでもできます。

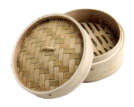

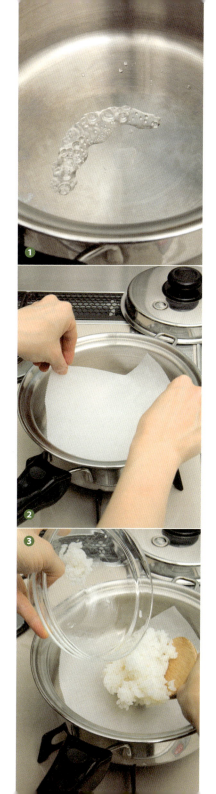

コールドスタート

その名の通り、最初に冷たいままの油をフライパンに敷いてから火にかける調理術です。油をあらかじめ加熱しないことで、酸化を防ぎ、AGEを抑えます。

イタリア料理などでも活用される調理法に「コールドスタート」があります。例えば、フライパンにオリーブ油とにんにくを入れてから火にかけます。そうすることでじんわりと加熱され、油の劣化や酸化を防ぎ、AGEを抑えることができます。

もっとも油はAGE化を進めますので、大量に摂らないようにします。ここでは、少量の良質な植物油で調理し、足りなければその分、ベジブロス(P.34参照)を加えるという"ベジブロスソテー"をおすすめします。ベジブロスは、野菜の旨みが凝縮されたスープストックなのでコクもプラスされ、ソテーがより美味しく仕上がります。何よりAGEもセーブでき、一石二鳥です。

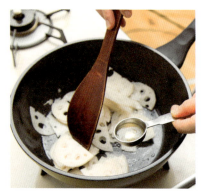

道具

蓋つきのフライパン

ベジブロスソテー・手順

P.28のブレイズと同様に蓋つきのフライパンで調理。
油の量を半量とし、足りない分を後からベジブロスを加えて蒸し焼きにします。
※例えば、油大さじ1の場合、油を大さじ1/2にし、残りをベジブロス大さじ1/2で調整すると油の量が半量ですみます。

50℃洗い

50℃の湯を入れて食材を洗う
「50℃洗い」は下ごしらえの方法です。
調理前のちょっとした工夫で、
酸化した脂やアクを取り除き、
AGE化を未然に防ぐことができます。

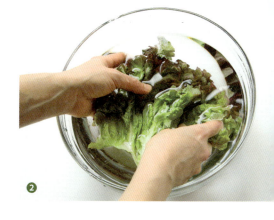

❷

　肉や魚、野菜、加工品まで50℃の湯で洗う下ごしらえの方法を「50℃洗い」と言います。お湯で食材を洗うということに最初は、抵抗があるかもしれません。ですが、50℃の湯で洗うことで、食材の鮮度が上がり、肉や魚は酸化した脂が落ちるため、素材本来の味を楽しむことができます。葉野菜などは、50℃洗いをすることで色鮮やかにシャキッとなります。これは、"ヒートショック"という現象によるものです。野菜の葉の表面などにある気孔が開き、そこに水分が入ることで新鮮な状態に戻るのです。電子レンジの章（P.30参照）でも説明したように、酸化と糖化は車の両輪のようにお互い影響しながら働きます。50℃洗いをして食材の酸化した余分な脂を洗い落とすことで、AGEを少なくする効果が、この50℃洗いにはあるのです。

道具

ガラスボウル
キッチン温度計
ザル
キッチンタオル（または、布巾）

手順

❶ ボウルに50℃の湯をたっぷりと入れる（キッチン温度計で湯の温度はきちんと測る）。

❷ 食材を50℃の湯に入れてボウルの中で1～3分ほど洗う。※50℃丁度でなくても±2℃程度の幅で洗います。洗っているうちに湯の温度が下がってきたら足し湯をします。

❸ 洗ったらザルに取って水気を切り、キッチンタオルなどで丁寧に拭く。野菜は、ビニール袋や容器に入れて冷蔵庫の野菜室に保存する。※肉や魚は、できるだけ早めに調理をします。

ベジブロスでAGEを抑える

いま、話題の「ベジブロス」をご存じでしょうか？
ベジブロスは、AGE化を防ぐ画期的な"野菜だし"です。

ベジブロスは、ベジタブル（野菜）・ブロス（だし）の略。野菜の皮やヘタ、種などを煮出して作る簡単なだし取りの方法です。長年、ベジブロスと呼んで親しんできましたが、最近になり医学界から続々と有効な栄養成分が発見されてきたのです。ベジブロスの効果効能は、多岐にわたります。まず、注目すべきはその抗酸化力の高さです。第七の栄養素とも呼ばれ、生活習慣病などを予防する機能性成分である「ファイトケミカル」が、ベジブロスに多いことが解明されてきたのです。ファイトケミカルという言葉をあまり聞いたことがない方でもトマトに含まれるリコピンや、にんじんのβ—カロテンなどの栄養素は聞き馴染みがあることでしょう。これらは、ファイトケミカルの仲間です。

ファイトケミカルは、野菜の皮や種などに特に多く含まれ、そのまま食べたくらいでは吸収できないこともわかってきました。ベジブロスは、このファイトケミカルを煮出すことで効率よく摂取できる画期的な方法として注目を集めています。さらに、このファイトケミカルには、AGE化を抑える作用があることがわかってきました（P.37参照）。

毎日の料理にベジブロスを取り入れて、野菜の栄養をいただきましょう。

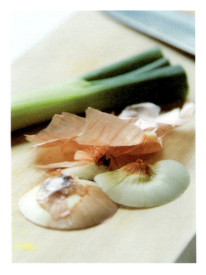

ベジブロスの作り方・手順

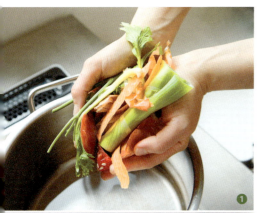

手順

① 大きめの鍋に水1300mlを注ぎ、よく洗った両手一杯分の野菜の切れ端を入れる。

② 鍋に火をつける前に料理酒を加える。野菜の臭みを消し、旨みを引き出します。

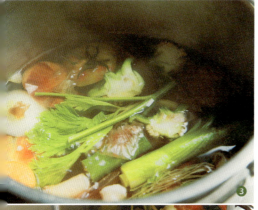

③ 弱火で20〜30分コトコト煮る。強火だと野菜が煮崩れるので注意。※アクもファイトケミカルなのでとりません。

④ ボウルの上にザルをおき、鍋ごと移して濾す。野菜の旨みと栄養が凝縮された黄金色のベジブロスが完成。

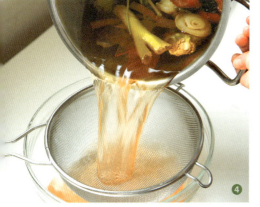

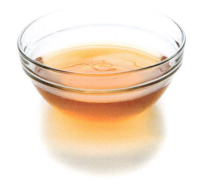

ベジブロス応用編

ながら調理が手軽！

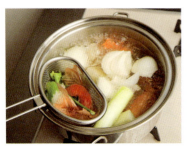

ベジブロス用の野菜を小さなザルに入れ、鍋で一緒に煮込む同時調理もおすすめです。手つきのザルがなければ、味噌濾しなどでも応用可能です。

少ない野菜でもオッケー！

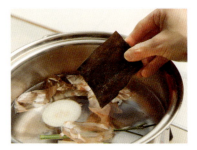

ベジブロスの野菜が少ないときは、出汁のでる食材をプラスします。例えば、野菜の皮や切れ端に、プラス出汁昆布や煮干しを加えてベジブロスを作るとさらに手軽です。

ベジブロスの保存方法

ベジブロスは、多めに作っておくと便利です。
ここでは、野菜の貯め方からストック法までをご紹介します。

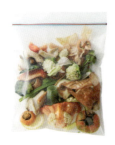

野菜の切れ端は、50℃洗いで洗ってから水気を切って冷蔵保存しておきましょう。ジッパー式のビニール袋に入れておくと便利です。※かぼちゃなど水気の多い野菜は、腐りやすいため別に保存すること。

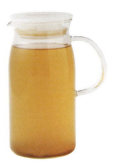

ベジブロスは、粗熱が取れたら保存容器に入れて冷蔵保存も可能です。だしやスープなど活用度も高いため手軽にベジブロスが楽しめます。
＊3日程度を目安に使い切ること。

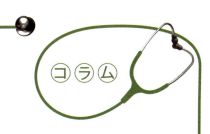

AGE対策としての
ベジブロス効果

　ファイトケミカルとは、植物の皮などに多く含まれる天然の化学物質のことです。植物は、自らを紫外線から守りながら、太陽のエネルギーを活用していかなければなりません。そのためファイトケミカルには、活性酸素を抑える抗酸化力が強いことが知られています。例えば、たまねぎに含まれているケルセチンやトマトに含まれるリコピン、しょうがに含まれるジンゲロールなどがファイトケミカルの一種なのですが、これらの成分には、直接的に酸化や「AGE」化を抑える作用があることが報告されています。

　では、どうしたら、このファイトケミカルを効率的に摂取することができるのかでしょうか。それには、野菜の皮や種、ヘタの部分をうまく利用することが大切です。というのも、実は、野菜のこの部分にこそファイトケミカルが最も多く含まれているからです。

　ファイトケミカルは、植物細胞の固い細胞壁の中に守られた形で存在します。そのため、ジュースにしたくらいでは、なかなかファイトケミカルを野菜から取り出すことはできません。ゆっくりと時間をかけて煮出すことが効果的です。つまり、野菜の切れ端を煮出して作るベジブロス（P.34参照）は、まさに、ファイトケミカルの宝庫ということになるわけです。

　ベジブロスを調理に活用し、ファイトケミカルを効率的に体内へ取り入れることができれば、活性酸素の産生や「AGE」の蓄積を抑えて、ウェルエイジングを実践できるかもしれません。

久留米大学医学部教授／山岸昌一

AGEを抑えて作る定番料理

揚げない鶏の唐揚げ

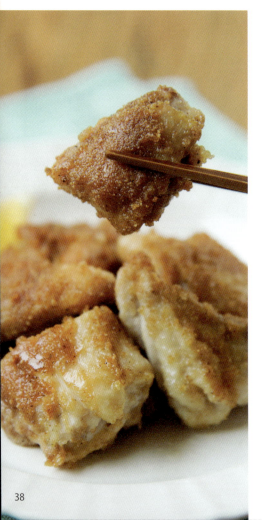

肉を焼いたり揚げたりする前に、レモンやお酢、ワインビネガーなどの酸味の強い液体で下ごしらえするといいのです。そうすると、加熱調理した際に過剰に作られるAGEをかなり抑えることができます。

| 材料 | 作りやすい分量 |

鶏のもも肉 ················ 1枚
唐揚げ粉（市販） ············ 適量
揚げ油 ···················· 大さじ2
レモン（くし型切り） ········· 適宜

| 作り方 |

❶ 鶏肉は、「50℃洗い（P.33参照）」をし、ひと口サイズに切り、レモン汁に浸けて1時間マリネしたら唐揚げ粉をまぶしておく。
❷ フライパンに油を敷き、①を並べて火にかけ、ソテーする。
❸ 器に盛り、好みでレモンを絞っていただく。

| POINT |

肉をレモン汁又はお酢に1時間浸けてから調理する

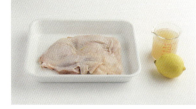

海老チリ

AGEを増やすのは、何よりも高温調理がご法度。では、高温で加熱する中華料理が食べられないと嘆くなかれ。海老チリも海老を50℃洗いと低温蒸しで下ごしらえ。あらかじめ混ぜ合わせておいたソースと絡めるだけです。

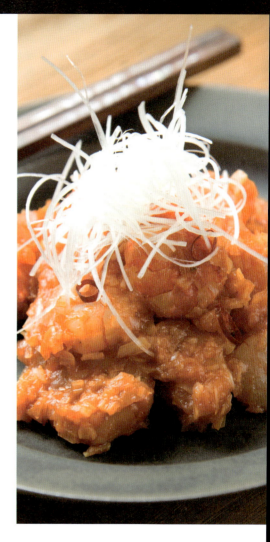

材料 | 2人分

むき海老	200g
にんにく	少々
唐辛子（小口切り）	少々
長ねぎ	1/2本
しょうが（すろおろし）	少々

A
- 塩麹・・・小さじ2　＊または、塩小さじ1
- ケチャップ・・・大さじ2
- ベジブロス（P.34作り方、参照）・・・大さじ3　＊または、水

水溶き片栗粉・・・適量
＊片栗粉:水＝1:1で混ぜ合わせる
ごま油・・・大さじ1/2
白髪ねぎ・・・適宜

作り方

1. 海老は、「50℃洗い（P.33参照）」し、70℃で15分、「低温蒸し（P.26参照）」にしておく。にんにく、長ねぎはみじん切りする。
2. チリソースを作る。フライパンにごま油とにんにくを入れて火にかけ、香りが出てきたら長ねぎ、しょうが、唐辛子を加え、しんなりしてきたら、Aを加えて味を調える。
3. ②に海老を加えてソースに絡め、すぐに水溶き片栗粉を加えてとろみをつける。器に盛り、好みで白髪ねぎを添える。

AGEを抑えて作る定番料理

煮込まない野菜カレー

カレーはAGEが高い料理のひとつ。
じっくり煮込まなくても美味しいカレーは作れます。
準備するのは、ペースト状にした野菜です。
あとは、ルウと一緒に温めるだけの時短調理カレーのご提案です。

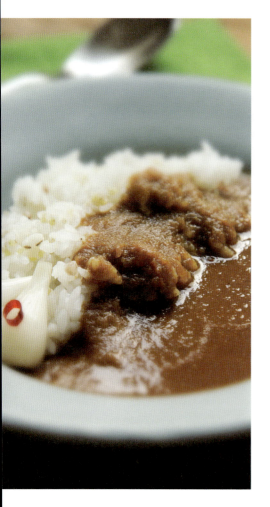

| 材料 | 作りやすい分量 |

カレールウ（市販のフレークタイプ）･･･170ｇ
たまねぎ･･････････････大1個（約250ｇ）
にんじん･･････････････････････約200ｇ
りんご････････････････････････約300ｇ
トマト････････････････････････約240ｇ
ベジブロス（P.34作り方、参照）･･････800cc
雑穀ごはん････････････････････････適量
らっきょう････････････････････････適宜

| 作り方 |

❶ 野菜は、「低温蒸し（P.26参照）」し、それぞれミキサーでペースト状にしておく。

❷ ベジブロスは、鍋に入れて沸かし、①とカレールウを加えて高温にならないように注意しながら温める。

❸ 器に雑穀ご飯を盛り、②をかける。好みでらっきょうを添えていただく。

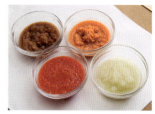

野菜は、それぞれ低温蒸ししてからペースト状にします。こうすることで、野菜を煮込まないで温めるだけの簡単カレーが作れます。

ズッキーニのブレイズ

野菜をソテーする時は、やはり油が気になるところ。
AGEを増やさないための調理は、ブレイズがおすすめです。
コツは、野菜を薄めに切って塩をふり、水分をしっかり出しておくこと。
その野菜の水分で蒸し煮のように加熱すれば、少量の油で調理できます。

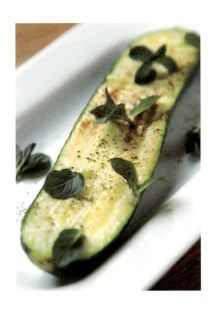

| 材料 | 2人分

ズッキーニ・・・・・・・・・・・・・・・・・・・・・2本
オリーブ油・・・・・・・・・・・・・・・・大さじ1/2
塩、こしょう・・・・・・・・・・・・・・・・・・・各適量
ミントの葉・・・・・・・・・・・・・・・・・・・・・・適量

| 作り方 |

❶ ズッキーニは縦半分に切り、塩少々をして表面に水分が出てくるまで10分程度おく。
❷ フライパンにオリーブ油を入れ、ズッキーニの皮を下にして並べて蓋をし、「ブレイズ(P.28参照)」する。
❸ ②を3分ほど焼いて裏返し、同様に3分ほど焼いて取り出して器に盛る。塩、こしょうをして、ミントの葉を飾る。

ズッキーニは、縦半分に切った後、塩少々をふって水分を出しておく。10分ほど置いておくとうっすらと表面に水分が出てきたら調理開始のサインです。この水分を使って蒸し焼きしていきます。

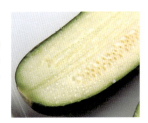

朝食改善メニュー

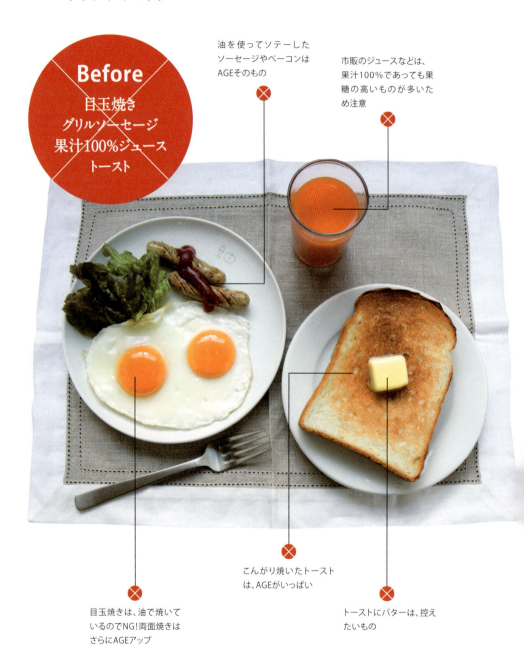

Before
目玉焼き
グリルソーセージ
果汁100%ジュース
トースト

油を使ってソテーした
ソーセージやベーコンは
AGEそのもの

市販のジュースなどは、
果汁100%であっても果
糖の高いものが多いた
め注意

目玉焼きは、油で焼いて
いるのでNG！両面焼きは
さらにAGEアップ

こんがり焼いたトースト
は、AGEがいっぱい

トーストにバターは、控え
たいもの

こんがりと焼いたトーストが好きな方は要注意です。その茶色のこげは、メイラード反応によるAGEの塊！一見、一般的な朝ご飯に見えるBeforとAfterの違いは、油を使わないことと、こがさないこと、あとは果糖を抑えること。これさえ覚えておけば、いつもの朝食でAGEをセーブすることができます。

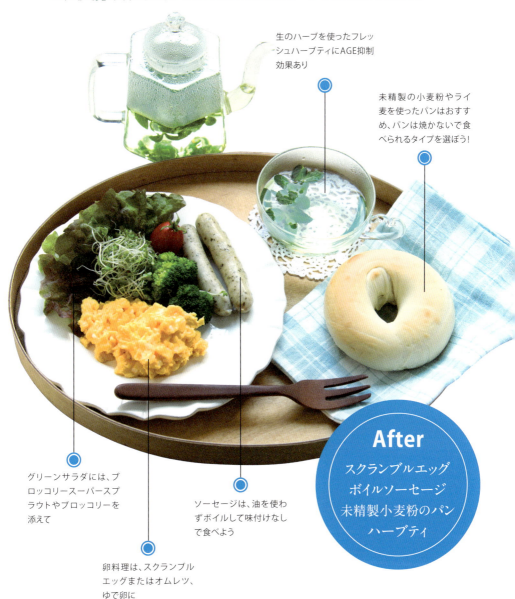

生のハーブを使ったフレッシュハーブティにAGE抑制効果あり

未精製の小麦粉やライ麦を使ったパンはおすすめ、パンは焼かないで食べられるタイプを選ぼう！

グリーンサラダには、ブロッコリースーパースプラウトやブロッコリーを添えて

ソーセージは、油を使わずボイルして味付けなしで食べよう

卵料理は、スクランブルエッグまたはオムレツ、ゆで卵に

After
スクランブルエッグ
ボイルソーセージ
未精製小麦粉のパン
ハーブティ

和食は低AGEの代表料理

　AGEの少ない調理法は、油で揚げたり、炒めたりするより、茹でたり蒸した料理です。さらに生食が最もAGEが少ないと説明しました。そう聞いて、何か思い当たるふしはないでしょうか。油を使うよりも茹でたり、蒸したり、生で食べることが多い料理、それはまさに、和食なのです。

　野菜を中心にした煮物、魚を生のまま食べるお刺身、冷や奴にお味噌汁、肉を食べるにしてもしゃぶしゃぶなら、ステーキやカツよりもずっとAGEが少なくなります。

　和食がユネスコ無形文化遺産に登録されましたが、その理由の一つに栄養バランスの良さが上げられます。健康食として世界的に注目を集めていますが、AGEの点から言ってもとても優秀な食べ物なのです。

　日本人がいつまでも若々しく、健康でいられるのも和食が大きな要因だと言ってもよさそうです。

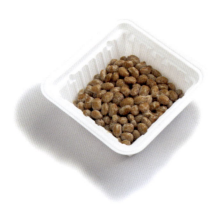

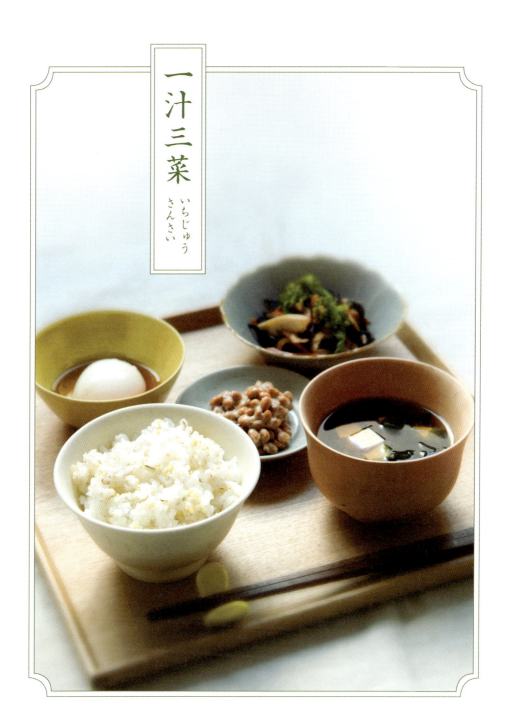

AGEを溜めない食材選び

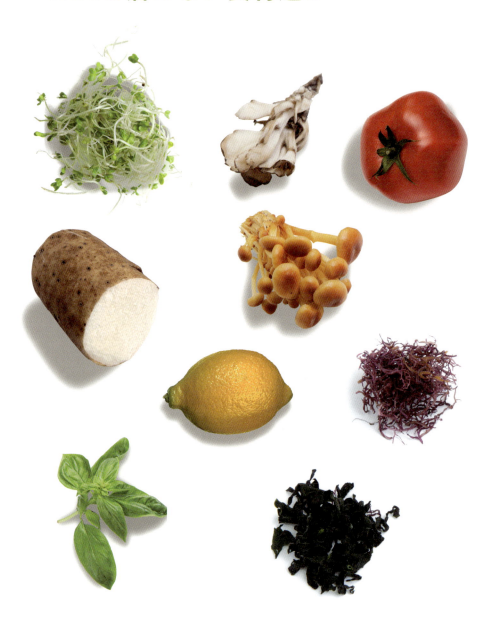

食品中のAGE量の差は、調理法の違いによって生じます。一方でAGEを体内に溜めにくくする食材も数多くあるのです。

　その一つが低GI値食品です。血糖値が高い状態が長く続くほどAGE作られやすくなります。つまり、血糖値が上がりにくい食材、低GI値の食品を選ぶことが有効になります。白米より玄米や雑穀の入ったご飯、うどんよりもそばやアルデンテのスパゲッティを選びましょう。

　にんじんやいも類もGI値が高いので注意しましょう。

　また、AGE化を抑える食材もあります。例えば、糖化反応を阻害するαリポ酸という成分を含むほうれん草、トマト、インゲンなどの緑黄色野菜がおすすめです。

　特にブロッコリーにはスルフォラフォン、ビタミンC、E、βカロテン、カルシウム、カリウムなどが豊富です。糖化反応を阻害するだけでなく、抗酸化作用も期待できる優秀なアンチAGE食品でもあります。

　果物では、ポリフェノールの一種であるフィセチンやアントシアニンを含むベリー類がいいでしょう。ただし、果物には果糖が多く含まれるのでとり過ぎに注意してください。果糖のとり過ぎは脂肪肝を引き起こしたり、AGEの蓄積を進めたりしてしまいます。

　そのほか、食物繊維の多い海藻類、オクラ、納豆、モロヘイヤなどのネバネバ食品もAGEを抑えるために役立ちます。積極的に食卓に並べるといいでしょう。

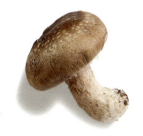

GI（ジーアイ）値とは、グリセミック・インデックスの略。
食品が体内で糖に変わり、血糖値が上昇する程度を計ったもの。
また、低GI値食品は、血糖値の上昇速度が比較的ゆるやかな食品のこと。

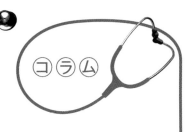

コラム

スルフォラファンとAGEの美味しい関係

　スルフォラファンは、ファイトケミカルの一つで、ブロッコリー、カリフラワー、キャベツ、ケールなど主としてアブラナ科の植物に含まれています。

　これまでにも、スルフォラファンには、解毒作用や抗酸化作用があることが知られていました。最近の我々の研究により、スルフォラファンには、「AGE」化を抑える作用があることがわかってきました。さらに、スルフォラファンには、「AGE」による細胞障害を抑える働きがあることも確認されています。

　「AGE」は、細胞にある「鍵穴」にはまり込んで悪さをするのですが、どうやら、スルフォラファンは「鍵穴」を隠しながら細胞を「AGE」から守っているようなのです。つまり、スルフォラファンを含んだ野菜を食べることにより、体の中で起こってくる「AGE」化反応や、それに伴う細胞の障害を抑制できるかもしれません。

　特に、ブロッコリー スーパースプラウトには、成熟ブロッコリーの約20倍のスルフォラファンが含まれています。スーパースプラウトは、一般的なブロッコリー スプラウトとは違い、スルフォラファンを高濃度に含む種子を使って、専用の栽培工程によって作られています。そのため、より効率的にスルフォラファンを摂るには、スーパースプラウトを生のまま、よく噛んで食べるのがいいかもしれません。

久留米大学医学部教授／山岸昌一

ブロッコリー スーパースプラウト

ブロッコリー スーパースプラウトは、先端医学で有名な米国ジョンズ・ホプキンス医学大学で開発された機能性野菜です。長年の研究により、天然の機能成分である「スルフォラファン」が多く含まれる野菜として誕生しました。

いま、「村上農園」が国内唯一の特許製品として販売し、注目を集めています。スルフォラファンは、熱にも強いのですが生食が一番。サラダなどで毎日、積極的にいただきましょう。

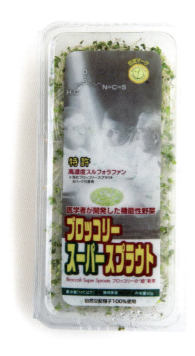
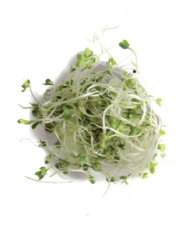

村上農園　www.murakamifarm.com

調味料や香辛料でも
ひと工夫しましょう

　野菜などの食材だけでなく、調味料や香辛料にもAGEを抑える働きがあります。

　例えば、カレーに欠かせない香辛料ターメリックなどは血糖値を安定させ、AGEが作られるのを阻みます。同時に強力な抗酸化作用がある頼もしい香辛料といえます。ただし、市販のカレーのルウはターメリックが含まれる割に脂や糖分も多いため注意が必要です。

　レシピでAGEを溜めないカレーの作り方（P.40参照）を紹介しているので参考にしてみてください。

　酢やレモンなどの柑橘類も血糖値の上昇やAGE化を抑える働きがありますので、ぜひ料理に活用したいものです。

　また甘い味をつけるために白砂糖を使うのはおすすめできません。甘味をつけたいなら少量のみりん。それで物足りないようなら多糖類の米あめがいいでしょう。

AGEを抑える働きのある酢や香辛料

❶唐辛子 ❷リンゴ酢 ❸赤酢 ❹黒酢 ❺みりん
❻米あめ ❼シナモン ❽八角 ❾カルダモン
❿白粒こしょう ⓫黒粒こしょう ⓬ターメリック
⓭タイム

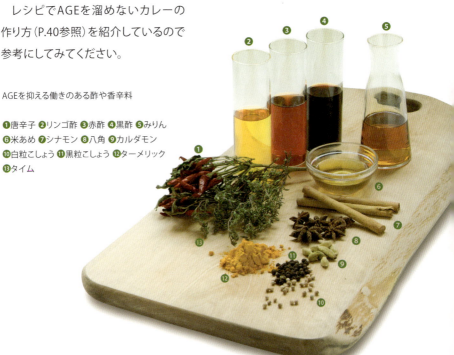

AGE抑えるレシピ

本書のレシピの見方と注意点

＊レシピ内にある は、AGEのポイントについて記述してあります。

＊本書で紹介している食材は、すべて調理前に「50℃洗い(P.33参照)」をしています。
　(特に肉や魚などは、「50℃洗い」をして欲しいため、レシピ内にも記載あり)

＊計量の目安は、大さじ1＝15cc、小さじ＝5cc、1カップ＝200ccです。

＊油を使用する場合は、なるべく良質のもので好みの植物油を選んでください。

スプラウトとトマトの冷製パスタ

完熟のトマトは、和えるだけでパスタソースになります。
冷製パスタは、加熱時間が少ないためAGE対策も万全です。
スプラウトをたっぷりのせて召し上がれ。

ブロッコリー スーパースプラウトを使ったメニュー

|材料| 2人分

フェデリーニ	100g
ブロッコリー スーパースプラウト	25g
フルーツトマト	4個
バジルの葉	6枚
トマトジュース	90cc
塩、こしょう	各適量

AGE POINT

トマトには、αリポ酸が豊富に含まれています。このαリポ酸には、糖化反応を阻害し、AGEを作らないようにする作用があります。バジルの葉にもAGE抑制効果があります。

|作り方|

❶ トマトは湯むきしてくし型切りにしておく。バジルの葉は細かくちぎっておく。

❷ ボウルに①とトマトジュース、油少々（分量外）を入れて混ぜ、10分ほどマリネして味をなじませる。

❸ 鍋に湯を沸かし、塩を入れてフェデリーニを柔らかめに茹で、一度ザルにあげたら冷たい水に入れて手早く冷まし、水気をしっかり切る。

❹ ③を②のボウルに入れて混ぜ、塩とこしょうで味を調える。器に盛り、スプラウトをのせて全体を混ぜていただく。

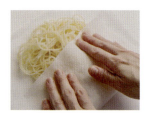

冷製パスタは、茹でた後に冷水でよく洗うこと。キッチンペーパーなどで水気をしっかり拭き取ることが重要です。仕上がりが水っぽくならずに味がしっかりなじみます。

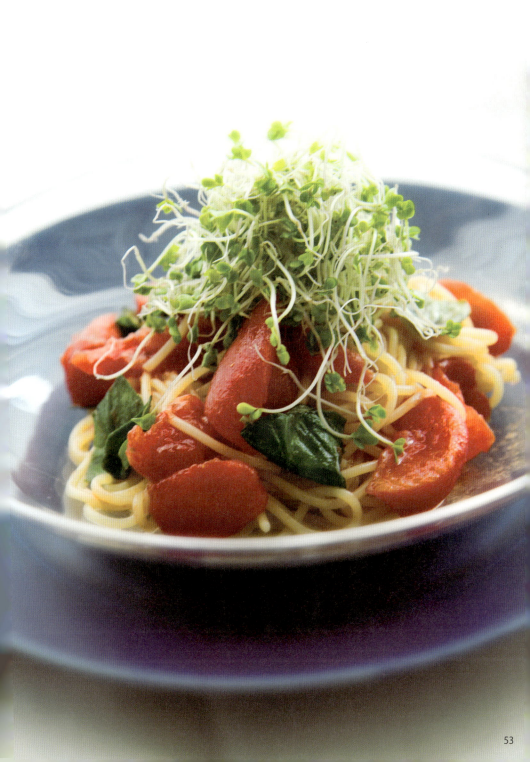

スプラウトのサンドイッチ

パンは、こんがりと焼くことでAGE化を促進してしまいます。焼かないためには、素材のよいおいしいパンを選ぶことと、バターの代わりに手作りスプレッドがおすすめです。

ブロッコリー スーパースプラウトを使ったメニュー

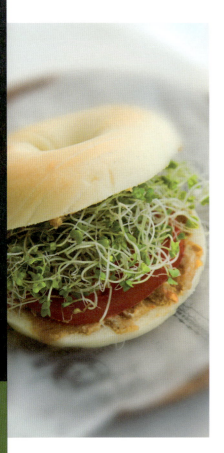

| 材料 | 2人分 |

ベーグル ・・・・・・・・・・・・・・・・・・ 2個
ブロッコリー スーパースプラウト ・・・・・ 適量
トマト(スライス) ・・・・・・・・・・・・・ 2枚
スプレッド
　味噌 ・・・・・・・・ 大さじ1
　白胡麻ペースト ・・ 大さじ1
　マスタード ・・・・・ 小さじ1

| 作り方 |

❶ スプレッドを作る。すべての材料をボウルに入れてよく混ぜておく。
❷ ベーグルを横半分にカットし、①を適量ずつ塗る。トマトとスプラウトをのせてサンドする。

AGE POINT

最近、話題のスルフォラファンは、ファイトケミカルの一種です。特にブロッコリーの新芽、スプラウトには体の抗酸化力や解毒力を高めます。中でもブロッコリー スーパースプラウトは、AGE対策の最強食材。普通のブロッコリーの20倍ものスルフォラファンが含まれているのです。

サーモンの手まり寿司

生の魚を使うお寿司は、アンチAGEメニューの強い味方。サーモン以外に白身の魚を使ってもおいしく頂けます。酢飯にスプラウトを混ぜたのもポイントです。

|材料| 2人分

黒米	大さじ2
白米	2合分
ベジブロス（P.34作り方、参照）	米2合分、規定量 ＊または、水
寿司酢	適量
ブロッコリー スーパースプラウト	30g
スモークサーモン	8枚

|作り方|

1. 炊飯器に研いだ米と黒米、水を入れて普通モードで炊く。
2. ①をボウルに入れて寿司酢を加えて混ぜ合わせ、粗熱がとれたらスプラウトを加えて混ぜる。
3. ②をピンポン玉大に丸め、「50℃洗い（P.33参照）」したスモークサーモンを巻く。

AGE POINT　スルフォラファンは、生食が最も効果的。酢とスルフォラファンのW効果でアンチAGEメニューのできあがりです。

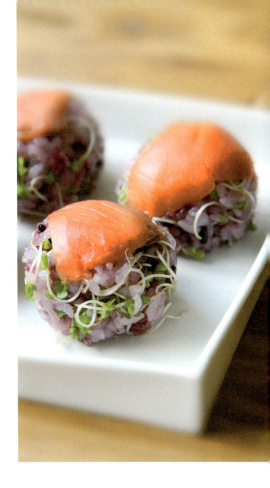

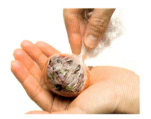

ラップを手の平にのせ、その上にサーモン、丸めたすし飯の順に置く。ラップの先をつまんで成形し、すし飯の表面にサーモンを巻くと美しい手まり寿司ができる。

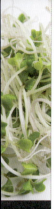

鯛のカルパッチョ

新鮮な刺身用の鯛を使ってカルパッチョにしてみました。
ソースに使ったフルーツトマトは、種を除きましょう。
その方が濃厚で、おいしさが引き立ちます。

ブロッコリー スーパースプラウトを使ったメニュー

| 材料 | 2人分

鯛（刺身用）・・・・・・・・・・・・・・・1/2冊分
ブロッコリー スーパースプラウト ・・・・100g
フルーツトマト・・・・・・・・・・・・・・・1個
ドレッシング
　粒マスタード・・・大さじ1
　植物油・・・・・・・小さじ2
　塩、こしょう・・・・・各適量
　レモンの皮（すりおろし）
　　・・・・・・・・・・・適量

| 作り方 |

❶ 鯛は、「50℃洗い（P.33参照）」し、薄くそぎ切りにして軽く塩とこしょうをふり、器に並べておく。トマトは湯向きして細かく刻む。
❷ ドレッシングを作る。ボウルに粒マスタード、油、トマト、レモンの皮を加えて混ぜる。
❸ ①の鯛の上にスプラウトをのせ、②をかける。好みでレモンの皮を上から散らす。

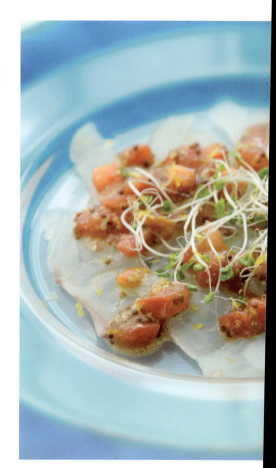

スプラウトのスムージー

栄養価の高いブロッコリーを使いたいのですが、生で使うと青臭さがジュースには不向きです。ブロッコリーの新芽であるスプラウトならば、野菜や果物との相性もよいです。しかも、ブロッコリーよりも栄養満点になります。

グリーンスムージー

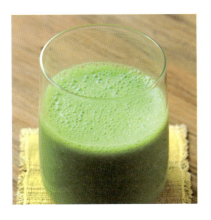

|材料| 1人分

ブロッコリー スーパースプラウト	10g
小松菜	葉2枚分
レタス	1枚
バナナ	1/2本
ヨーグルト	大さじ1
水	60cc
氷	4〜5個

|作り方|

1. 食材は適当な大きさに切る。
2. ミキサーにすべての材料を入れて撹拌し、グラスに注ぐ。

レッドスムージー

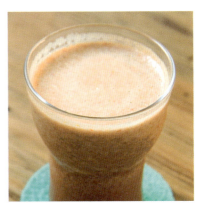

|材料| 1人分

ブロッコリー スーパースプラウト	10g
ミニトマト	2個
赤パプリカ	10g
にんじん	10g
りんご（皮つきのまま）	20g
水	60cc
紅芋酢	小さじ1
氷	4〜5個

AGE POINT　紅芋酢は、アントシアニンが豊富でAGE抑制効果と併せて抗酸化作用も期待できます。

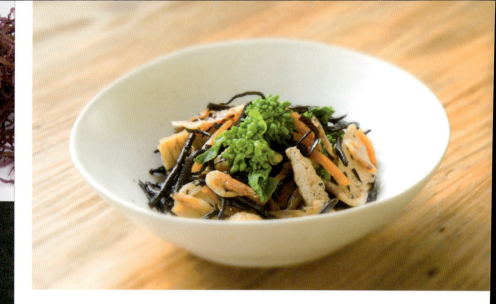

海藻を使ったメニュー

ひじきと桜海老の煮物

桜海老を使うと出汁いらずの煮物が作れます。
季節感のある緑の野菜を添えると
さらにバランスのよい副菜に。

| 材料 | 2人分

乾燥ひじき · · · · · · · · · · · · · · · · · 15g
菜花 · · · · · · · · · · · · · · · · 2茎(約30g)
油揚げ · · · · · · · · · · · · · · · · · · · 1/2枚
にんじん · · · · · · · · · · · · · · · · 中1/2本
筍(水煮) · · · · · · · · · · · · · · · · · · · 50g
桜海老 · · · · · · · · · · · · · · · · · · · 大さじ2
A　水 · 80cc
　　料理酒 · · · · · · · · · · · · · · · · 小さじ1
　　みりん · · · · · · · · · · · · · 大さじ1と1/2
醤油 · 大さじ2

| 作り方

❶ ひじきは水で戻し、菜花は軽く茹でて食べやすい大きさに切っておく。油揚げは、「50℃洗い（P.33参照）」してから細切りにする。にんじんは細切り、筍は食べやすい大きさの薄切りにする。

❷ 鍋にひじき、にんじん、筍、油揚げ、桜海老を順にのせたらAを加え、蓋をして弱火で15分煮る。

❸ 醤油をまわし入れて再び蓋をし、5分くらい煮たら最後に全体を混ぜる。器に盛り、菜花を飾る。

AGE POINT

桜海老など甲殻類の殻がAGEの吸収を抑えてくれます。桜海老は、カルシウムも豊富なため煮物や炒め物など、積極的に使いましょう。

おぼろ昆布のしゃぶしゃぶ

肉の代わりにおぼろ昆布を出汁にくぐらせるだけです。
とろろ昆布やふのりも合いますが、溶けやすさは、
おぼろ昆布に軍配が上がります。

| 材料 | 2人分

おぼろ昆布 ・・・・・・・・・・・・・・・・・・ 適量
昆布出汁 ・・・・・・・・・・・・・・・・・・・ 500cc
ぽん酢 ・・・・・・・・・・・・・・・・・・・・・ 適量
万能ねぎ(小口切り) ・・・・・・・・・・ 適量
もみじおろし(市販) ・・・・・・・・・・ 少々

| 作り方

❶ 昆布出汁を土鍋に入れて火にかける。沸いてきたら、おぼろ昆布を箸でつまんで出汁にくぐらせる。
❷ ぽん酢とねぎ、もみじおろしでいただく。

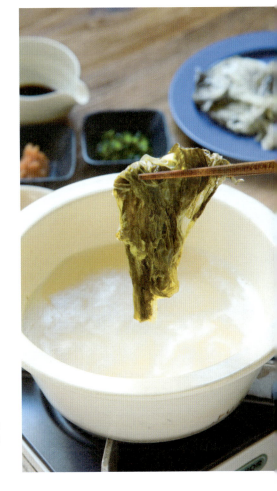

AGE POINT　海藻類は、糖の吸収を遅らせて血糖値の急上昇を抑えてくれます。この作用のお陰でAGEを作りにくくしてくれるのです。

はんぺんの青のり焼売

| 材料 | 2人分

はんぺん・・・・・・・・・・・・・・・・1枚
長ねぎ・・・・・・・・・・・・・・・・1/2本
しょうが・・・・・・・・・・・・・・・・少々
青海苔・・・・・・・・・・・・・・・小さじ2
塩・・・・・・・・・・・・・・・・・・・少々
焼売の皮(市販)・・・・・・・1袋(約100g)

| 作り方 |

1. 適当な大きさに切ったはんぺん、長ねぎ、しょうがをフードプロセッサーに入れてペースト状にする。
2. ①をボウルに入れて青海苔と塩で味を調えたら一口大に丸め、細切りにした焼売の皮を表面にまぶす。
3. 湯気があがった蒸し器で、10分ほど強火で蒸す。

焼売は皮に具を包むのが難しいという方に朗報です。焼売の皮を刻んでまわりにまぶすだけ。具をはんぺんにすれば、さらに手軽です。

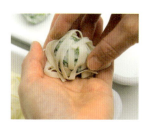

焼売の皮は、3㎜幅くらいの細切りに。丸めたはんぺん生地のまわりにまぶすことで、包む手間がなく手軽に焼売が楽しめます。

AGE POINT

はんぺんは、魚のすり身を蒸して作るため低AGE食品です。海藻類である青海苔をプラスすれば、さらに効果的。

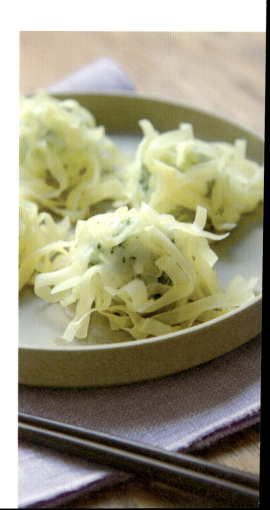

もずくの寒天寄せ

もずくは、味付けをしていない
沖縄産が味も風味も一番です。
固める料理は、天草から作られる海
藻類の寒天がおすすめ。
しょうが醤油でさっぱりと、どうぞ！

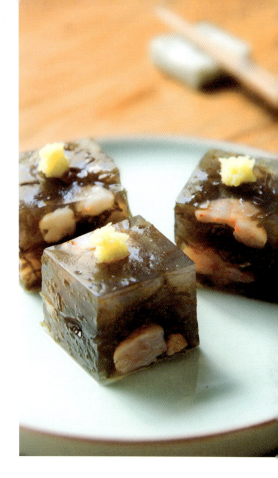

| 材料 | 2人分

もずく	100g
むき海老	100g
A 昆布出汁	500cc
A みりん	大さじ1と1/2
A 塩	小さじ1
A 薄口醤油	小さじ2
A 寒天パウダー	約6g
しょうが（すりおろし）	適量

| 作り方

1. もずくは、洗って水気をよく切り、ざく切りにする。むき海老はボイルしておく。
2. 鍋にAを入れて火にかけ、沸騰させないように木べらなどで混ぜ合わせる。寒天が溶けたら、①を加えて火を通す。
3. 流し缶に②を注ぎ、粗熱がとれたら冷蔵庫で冷やす。食べやすい大きさに切り分けて器に盛り、しょうがを添える。

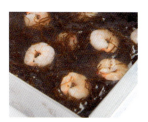

もずくを入れることで海老が下まで沈みづらくなります。流し缶に流し込めば、取り出しやすく簡単です。

酢とレモンを使ったメニュー

しめ鯖と
和野菜のサラダ

「魚を〆る」という作業はハードルが高いでしょうか？塩麹に一晩漬けるだけでもっと手軽に楽しめます。酢に漬ける時間は、お好みで調整してください。

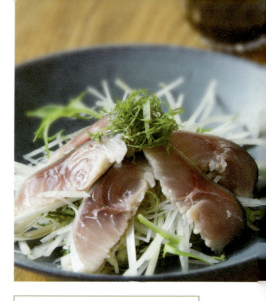

| 材料 | 2人分 |

鯖‥‥‥‥‥‥‥‥‥‥‥‥‥‥‥1尾
塩麹‥‥魚の重量に対して10%（または、塩5%）
料理酒‥‥‥‥‥‥‥‥‥‥‥‥‥少々
大根‥‥‥‥‥‥‥‥‥‥‥‥‥‥20g
水菜‥‥‥‥‥‥‥‥‥‥‥‥‥‥1茎
薬味（みょうが、大葉など）‥‥‥‥適量
米酢‥‥‥‥‥‥‥‥‥‥‥‥1/2カップ
レモンの絞り汁‥‥‥‥‥‥‥‥大さじ2
ぽん酢‥‥‥‥‥‥‥‥‥‥‥‥‥適量

| 作り方 |

❶ 鯖は、「50℃洗い(P.33参照)」し、三枚におろして小骨を取る。料理酒をふりかけて塩麹をまぶし、冷蔵庫で3時間ほど浸けておく。野菜と薬味類は、食べやすい大きさに切る。
❷ ①の鯖を取り出してバットに並べ、米酢とレモン汁を混ぜたものに浸し、身が白くなるまで漬けておいたら皮をはいで細切りにする。
❸ ②と野菜、薬味を軽く混ぜ合わせて器に盛り、ぽん酢をかけていただく。

AGE POINT

ぽん酢は、手作りがおすすめです。お酢入りのためAGE抑制に役立ちます。自家製ぽん酢は、添加物不使用の上、ノンオイルなので食卓の必需品に。

自家製ぽん酢

| 材料 | 作りやすい分量 |

酢‥‥‥‥‥‥‥‥‥‥‥‥‥‥100cc
薄口醤油‥‥‥‥‥‥‥‥‥‥‥100cc
みりん‥‥‥‥‥‥‥‥‥‥‥‥100cc
かつお節‥‥‥‥‥‥‥‥‥ひとつかみ

| 作り方 |

❶ 鍋にすべての調味料を入れて沸騰したら火を止める。
❷ ①にかつお節を加え、沈んだらざるで濾す。

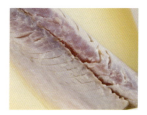

鯖は、米酢とレモン汁を混ぜ合わせたマリネ液に身の方から漬けておく。写真のように身がうっすらと白っぽくなるくらいまで漬けるのが目安です。

サワードリンク

市販のジュースは、果糖が多いため要注意。ここでは、酢を加えることで糖分を減らし、すっきりと飲みやすくしました。

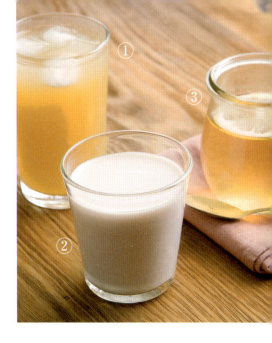

①酢りんごジュース

|材料| 1人分

100%りんごジュース・・・・・・・・・150cc
玄米酢・・・・・・・・・・・・・・・・・・・大さじ1
氷・・・・・・・・・・・・・・・・・・・・・・・・適量

|作り方|

❶ グラスに氷を入れてりんごジュースと玄米酢を注いでよく混ぜる。

②お酢ラテ

|材料| 1人分

はちみつ・・・・・・・・・・・・・・・・・大さじ1
紅芋酢（または葡萄酢）・・・・・・・大さじ1
牛乳・・・・・・・・・・・・・・・・・・・・・150cc

|作り方|

❶ グラスにはちみつと酢を入れてよく混ぜる。
❷ ①に冷たい牛乳を注いでさらによく混ぜ合わせる。

③お酢レモネード

|材料| 1人分

はちみつ・・・・・・・・・・・・・・・・・大さじ1
りんご酢・・・・・・・・・・・・・・・・・大さじ1
国産レモンの絞り汁・・・・・・・・・小さじ1
熱湯・・・・・・・・・・・・・・・・・・・・・適量
レモン（スライス）・・・・・・・・・・・適量

|作り方|

❶ カップにはちみつ、りんご酢、レモン汁を入れてよく混ぜておく。
❷ ①に熱湯を注ぎ、レモンのスライスを浮かべる。

AGE POINT

果汁100%ジュースや野菜ジュースなどの市販ドリンクは、製造過程で食物繊維が大幅に失われています。果物をそのまま食べるよりも糖が吸収されやすいため飲み過ぎに注意が必要です。酢をブレンドすることで腸からの糖質吸収がゆるやかになります。

大人のポテトサラダ

ポテサラといえば、マヨネーズは不可欠の調味料です。
ここではマヨネーズを使わずオリーブ油とアボカドを加えています。
ノンマヨとは思えないリッチな味わいに驚くはずです。

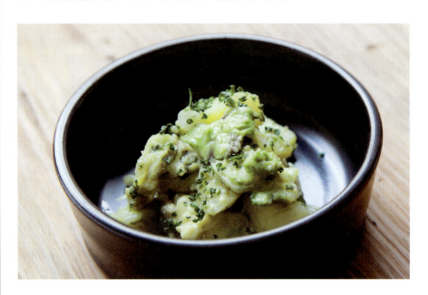

材料 2人分

- じゃがいも・・・・・・・・・・・・・・・2個
- たまねぎ・・・・・・・・・・・・・・・1/4個
- アボカド・・・・・・・・・・・・・・・1個
- パセリ・・・・・・・・・・・・・・・・適量
- 塩・・・・・・・・・・・・・・・・・・少々
- ドレッシング
    - りんご酢・・・・・・大さじ1
    - オリーブ油・・・・・大さじ2
    - マスタード・・・・・小さじ1
    - 塩、こしょう・・・・各適量

作り方

❶ じゃがいもは、皮つきのまま丸ごと茹でる。たまねぎはスライスして塩をしておく。アボカドは種を取って皮をむき、一口大に切り、パセリはみじん切りにする。

❷ ドレッシングを作る。ボウルにすべての材料を入れてホイッパーなどでよく混ぜておく。

❸ じゃがいもの皮をむいてつぶし、熱いうちに②と和えておく。

❹ ③の粗熱がとれたら、水気を絞ったたまねぎ、アボカド、パセリを加えて混ぜ合わせる。

スパイス入り中華風ピクルス

ピクルスは、低温蒸しすると作ったその日から食べられます。カリッとした食感も最後まで楽しめるのがいいところ。ここでは、八角を使ってさわやかな中華風の味わいにしました。

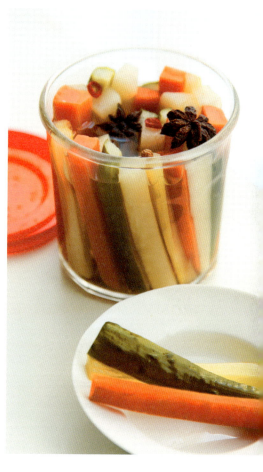

材料 2人分

にんじん	・・・・・・・・・・・・・	適量
大根	・・・・・・・・・・・・・・・・	500cc
セロリ	・・・・・・・・・・・・・・・	適量
きゅうり	・・・・・・・・・・・・・・	適量

ピクルス液	米酢	・・・・・・・・	100cc
	水	・・・・・・・・・	50cc
	みりん	・・・・・・・	50cc
	白醤油	・・・・・・・	大さじ1
	にんにく	・・・・・・・・	1片
	八角	・・・・・・・・	1個
	花山椒	・・・・・・・	10粒
	唐辛子(小口切り)	・・・・	少々

作り方

❶ 鍋にピクルス液の材料をすべて入れてひと煮立ちさせ、そのまま冷ましておく。
❷ 野菜は、すべて細切りにし、65℃で30分「低温蒸し(P.26参照)」しておく。
❸ 煮沸消毒した瓶に蒸した②を詰め、冷ました①を注ぐ。＊冷蔵庫で冷やし、2時間後から食べられる。

AGE POINT 八角などのスパイスは、カロリーもなく、風味づけには最適です。余分な油や味付けを減らせ、AGE対策として常備しておくと便利。

酢の物

定番料理に少しだけお酢を足してみましょう。不思議なほどさっぱりと仕上がり、食が進みます。あと一品欲しい時のお助け副菜にも重宝します。

①れんこんの酢きんぴら

材料｜2人分

れんこん	1節(150g)
A 米酢	大さじ1
みりん	大さじ1
料理酒	大さじ1
唐辛子(小口切り)	少々
植物油	大さじ1/2
ベジブロス(または水)	大さじ1/2

作り方

❶ れんこんは皮のまま薄切りにする。
❷ フライパンに油をひき、れんこんを加えて火にかけ炒める。油が足りないようならベジブロスを加えて「ベジブロスソテー（P.32参照）」する。
❸ れんこんがしんなりしてきたら、Aを加えて煮汁がなくなるまで炒め煮する。

②みりんを使った酢の物

材料｜1人分

たこの足	1/2本(50g)
きゅうり	1/2本
乾燥わかめ	5g
A 米酢	大さじ1
みりん	大さじ2
塩	少々

作り方

❶ 乾燥わかめは水で戻して食べやすい大きさに切る。たこは、斜め薄切りにし、きゅうりは輪切りにして塩少々をしてしばらくおいておく。
❷ 鍋にAを入れて火にかけ、煮切ってから冷ましておく。
❸ ②に水気を切った①を加えて和える。

③ほうれん草の海苔酢和え

材料｜1人分

ほうれん草	100g
焼き海苔	1/2枚
ぽん酢(P.62作り方、参照)	適量

作り方

❶ ほうれん草は塩茹でして水で洗い、絞って食べやすい大きさに切っておく。
❷ ボウルに①と焼き海苔をちぎって入れ、ぽん酢で和える。

酢とレモンを使ったメニュー

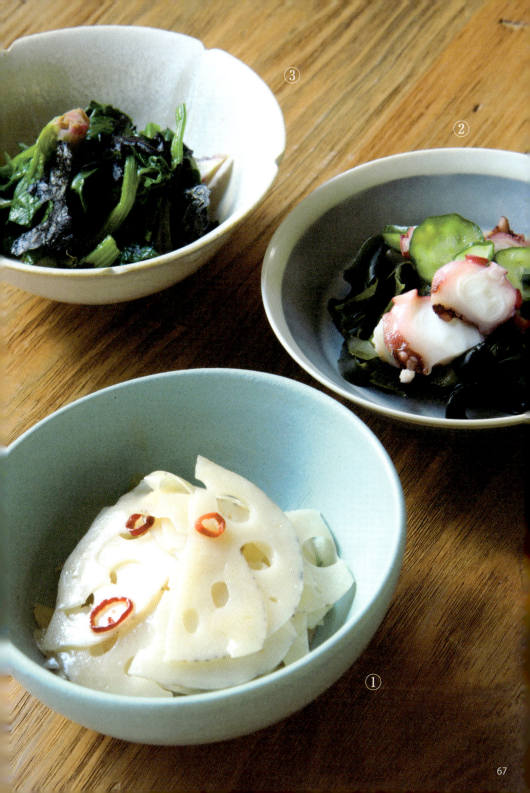

ネバネバおかず

ご飯のお供や冷奴、ぶっかけうどんの具にと万能な2品です。日持ちはしないので食べる分だけ少量ずつ作りましょう。

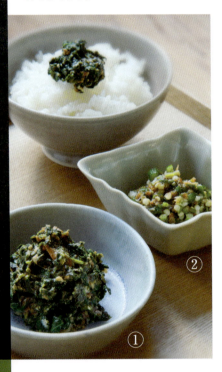

ネバネバ食材を使ったメニュー

①モロヘイヤの切り和え

|材料| 1人分

| モロヘイヤ・・・・・・・・・・・・・・・40g
| A { 梅干し（種を取る）・・・・・・・・・1個
| 味噌・・・・・・・・・・・・・・大さじ1
| かつお節（粉末）・・・・・・・・小さじ1

|作り方|

❶ モロヘイヤは、葉の部分をちぎり、さっと茹でておく。
❷ 水気を切ったモロヘイヤは、包丁で細かくたたいて粘りを出し、Aを加えて切り和えにする。

②おくらのたたき

|材料| 1人分

おくら・・・・・・・・・・・・・・・・・・4本
かつお節（粉末）・・・・・・・・・・・小さじ1
味噌・・・・・・・・・・・・・・・・・小さじ1

|作り方|

❶ おくらはさっと塩茹でし、薄い輪切りにする。
❷ ボウルに①とかつお節、味噌を加えてよく和える。

AGE POINT
モロヘイヤもおくらもネバネバ系の代表食材。このネバネバが、血糖値の急上昇を抑える効果があるのです。食物繊維も豊富なので積極的に摂りましょう。

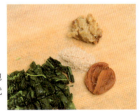

切り和えとは、すべての材料をまな板の上にのせ、包丁で切りながら混ぜ合わせる調理法のことです。代表的な調理例に、あじのなめろうなどがあります。

長芋のたたき和え

長芋は、ビニール袋に入れて粗めにめん棒でたたきます。梅、明太子、塩昆布など味のはっきりした食材と合わせるだけなので簡単です。

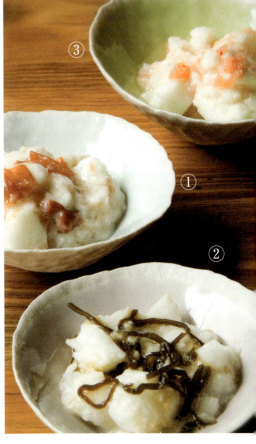

①梅

|材料| 2人分

長芋・・・・・・・・・・・・・・・・・・200g
梅干し（種を取る）・・・・・・・・1〜2個
白醤油・・・・・・・・・・・・・・・・・適量

|作り方|

❶ 長芋は皮をむいてビニール袋に入れ、めん棒などで粗目にたたく。
❷ 梅干しは種を取ってほぐし、白醤油と合わせておく。
❸ 器に①と②を加えて和える。

②塩昆布

|材料| 2人分

長芋・・・・・・・・・・・・・・・・・・200g
塩昆布・・・・・・・・・・・・・・・・・適量

|作り方|

❶ 長芋は皮をむいてビニール袋に入れ、めん棒などで粗目にたたく。
❷ 器に①と塩昆布を入れて和える。

AGE POINT　長芋もネバネバ食材の仲間で、血糖値の急上昇を抑える効果があります。ネバネバ系は、腸の中で水分を吸収して膨らむ性質があるため満腹感を得られるのもいいところ。

③明太子

|材料| 2人分

長芋・・・・・・・・・・・・・・・・・・200g
明太子・・・・・・・・・・・・1/2腹（約20g）

|作り方|

❶ 長芋は皮をむいてビニール袋に入れ、めん棒などで粗目にたたく。明太子は薄皮を外し、ほぐしておく。
❷ 器に①を入れて和える。

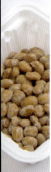

ひじき麹納豆

ひじき、納豆、お酢の優良食材に麹をプラスしました。
これぞ、AGE抑制おばんざいです。日持ちするのでまとめて作っておきましょう。

ネバネバ食材を使ったメニュー

| 材料 | 2人分

干し椎茸	2枚
ひじき	5g
にんじん	1/4本
オキアミ（または、桜海老）	大さじ2
唐辛子（小口切り）	適量
小粒納豆	50g
米麹	50g

A	白醤油	50cc
	みりん	50cc
	玄米酢	大さじ1
	しいたけ戻し汁	50cc
	料理酒	小さじ1

| 作り方

❶ 干し椎茸は水で一晩戻して細切りにし、戻し汁は残しておく。ひじきは水で戻しておき、にんじんは細切りする。

❷ 鍋にAをすべて入れて火にかけ、にんじん、椎茸、ひじき、オキアミ、唐辛子を加えて蓋をし、10分煮る。

❸ 火を止めて粗熱がとれたら、ほぐした麹と納豆を加えて全体を和える。

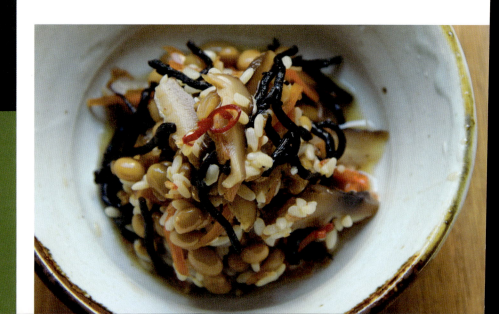

ひきずりうどん

山形名物の郷土料理です。
納豆とうどんをひきずりながら食べることで命名されたとか。
納豆と鯖の水煮缶という組み合わせですが、驚くほど合うのです。

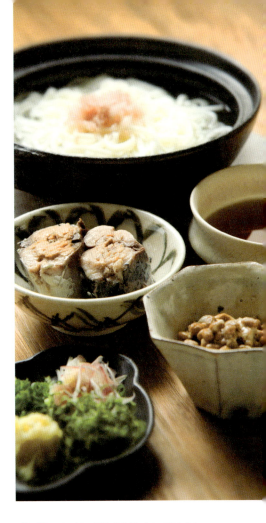

| 材料 | 2人分 |

うどん（乾麺）	200g
小粒納豆	2パック
鯖の水煮缶	1個
万能ねぎ	2本
大葉	2枚
みょうが	1本
しょうが（すりおろし）	適量
めんつゆ（市販）	適量
かつお節	少々

| 作り方 |

1. うどんは、表示通りに茹で、茹で上がったら冷水で洗う。万能ねぎは小口切りし、大葉、みょうがは細切りにしておく。
2. 土鍋に湯を沸かし、①のうどんを入れて温め、仕上げにかつお節を加える。
3. 器にめんつゆを注ぎ、納豆、鯖の水煮、好みの薬味を加え、うどんをからめながらいただく。

AGE POINT

ネバネバ系と言えば、忘れてはならないのが納豆です。好き嫌いもありますが、納豆は、AGEの観点からも優れた食材です。発酵食品という点においても腸内環境を整える働きがあります。

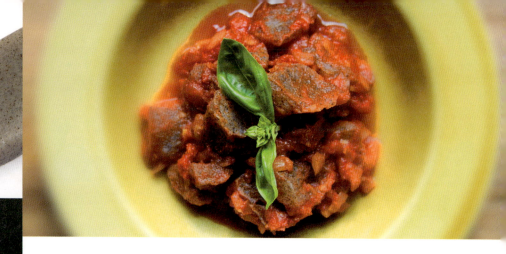

こんにゃくと大豆製品を使ったメニュー

凍りこんにゃくのトリッパ風トマト煮込み

こんにゃくを冷凍して自然解凍すると肉の内臓のような食感に。
くり返し、冷凍して解凍すると牛筋に間違うほどです。
トマトと煮込み、トリッパ風に仕上げました。

材料 | 2人分

- こんにゃく······1枚
- たまねぎ······1個
- にんにく······1片
- トマトの水煮缶······1缶(400g)
- 植物油······大さじ1
- 塩、こしょう······各適量
- バジルの葉······適量

作り方

❶ こんにゃくは、下茹でする。スプーンで適当な大きさにそぎ切りにし、一晩冷凍して、自然解凍する。たまねぎ、にんにくはみじん切りにする。

❷ フライパンに油とにんにくを入れて弱火にかけ、香りが出てきたらたまねぎを加えて炒める。たまねぎが透明になってきたら、こんにゃくを加え、さっと炒め合わせたらトマトの水煮を加え、蓋をして15分煮る。

❸ 塩、こしょうで味を調え、器に盛りつけてバジルの葉を飾る。

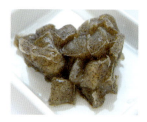

こんにゃくはあらかじめ適当な大きさに切り冷凍庫で一晩凍らせる。自然解凍でコリコリとした新食感に。

AGE POINT

こんにゃくは、こんにゃく芋というサトイモ科の一種です。食物繊維も多く、腸からの糖質吸収を抑えてくれます。

こんにゃくのダイエット炊き込みご飯

ご飯好きの方への糖質ダイエットにはこんにゃくが最強です。
しらたきを刻んで入れると、ボリューム増で低カロリーに。
米粒と一緒に違和感なくいただけます。

材料 2人分

白米	2合分
五穀米	大さじ2
水	米2合分の規定量
しらたき	100g
乾燥舞茸（ほぐす）	5g
油揚げ	1/2枚
しょうが	1/2かけ
三つ葉（刻む）	適宜
A　酒	大さじ2
薄口醤油	大さじ2
塩	適量

作り方

1. しらたきは塩茹でし、細かく刻む。油揚げは、「50℃洗い（P.33参照）」して細切りにし、しょうがは千切りにする。舞茸はほぐしておく。
2. 炊飯器に研いだ白米と五穀米、水を加えたら、①とAを加えて普通モードで炊く。
3. 茶碗に盛りつけ、好みで三つ葉を添える。

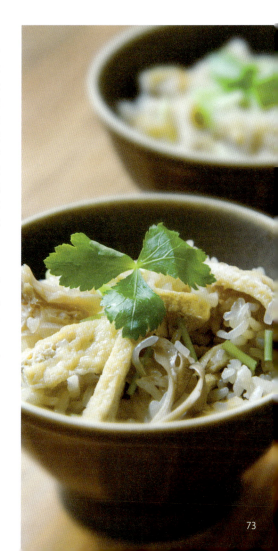

フルーツ白和え

白和えは、塩麹で味付けすると奥深い味わいになります。果物は、他にいちごやいちじくなども合います。ブドウは皮ごと食べられるタイプだと水分が出にくく白和え向きです。

| 材料 | 2人分

豆腐・・・・・・・・・・・・・・・・・・・・・・・・200g
マスカット（種なし）・・・・・・1/2房（約120g）
カシューナッツ（ロースト）・・・・・・・・・・60g
塩麹・・・・・・・・小さじ2 ＊または、塩小さじ1
こしょう・・・・・・・・・・・・・・・・・・・・・・・少々

| 作り方

❶ 豆腐は水切りし、マスカットは皮ごと半分に切っておく。
❷ すり鉢に、カシューナッツを入れてすりこ木などでなめらかにしたら、豆腐を加えてペースト状にし、塩麹、こしょうで味を調える。
❸ ②にマスカットを加えて和える。

大豆製品は、こんにゃく同様に食物繊維が豊富です。豆腐は、できるだけ生で食べる方がAGEに効果的です。

こんにゃくと大豆製品を使ったメニュー

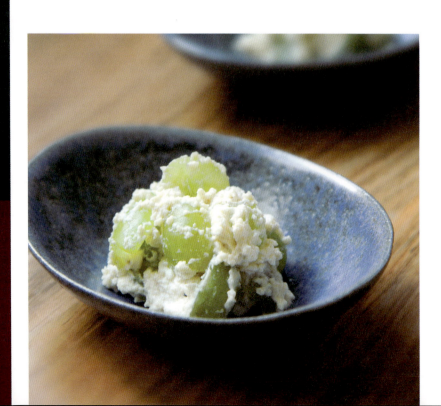

高野豆腐のミートソーススパゲッティ

ミンチにした高野豆腐は、ひき肉代わりになります。定番トマト味のソースは、豆味噌で変化をつけました。和風ミートソースの完成です。

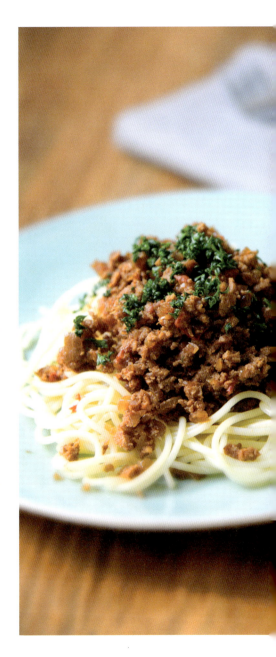

|材料| 2人分

スパゲティーニ	160g
高野豆腐	2枚
たまねぎ	1/2個
にんにく	1片
トマト	大1個
オリーブ油	大さじ1/2
豆味噌	大さじ2
塩、こしょう	各適量
パセリ(みじん切り)	適宜

|作り方|

❶ 高野豆腐は湯に浸けて戻し、水気を絞ってフードプロセッサーでそぼろ状にする。たまねぎ、にんにく、トマトはみじん切りにする。

❷ フライパンにオリーブ油とにんにくを入れて弱火にかけ、香りが出てきたらたまねぎを炒める。たまねぎが透明になってきたら高野豆腐を加え、軽く炒め合わせ、トマトを加えて蓋をする。15分煮たら、塩とこしょうで味を調える。

❸ 表示通りに茹でたスパゲティーニを器に盛り、②をかけて好みでパセリを散らす。

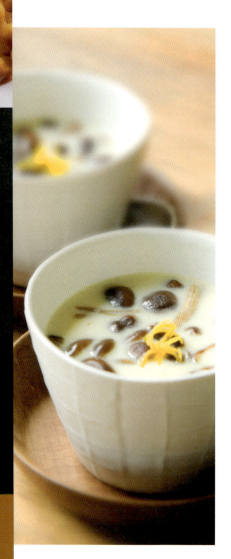

なめたけの茶碗蒸し

シンプルな茶碗蒸しが好きです。おいしい茶碗蒸しは、やはり低温蒸し調理が決め手。トロトロでなめらかな口当たりは格別です。

| 材料 | 2人分

卵液
卵・・・・・・・・・・・・・・・・・・・・・・・・・・・・2個
A ┃ かつお出汁・・・・・・・・・・・・2カップ
  ┃ 塩・・・・・・・・・・・・・・・・・・・・小さじ1
  ┃ 薄口醤油・・・・・・・・・・・・小さじ1/2
  ┃ みりん・・・・・・・・・・・・・・・・小さじ1
なめたけ（P.78作り方、参照）・・・・・大さじ2
ゆずの皮（細切り）・・・・・・・・・・・・・・・適宜

| 作り方 |

❶ 卵液を作る。ボウルに卵を割りほぐし、Aを加えて混ぜたら濾す。
❷ 器になめたけを入れて①を注ぎ、蓋をする。蒸し器で強火5分、弱火で10分ほど蒸す。
❸ 蓋をはずし、好みでゆずの皮を添える。

きのこを使ったメニュー

きのこの
ハーブマリネ

好みのきのこを数種類入れてみましょう。ボイルするときに一緒にハーブを入れるのがコツです。ハーブの香りがきのこにほんのり移り、風味がよくなります。

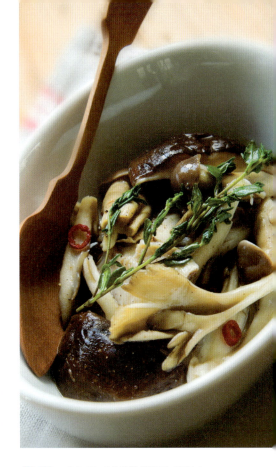

| 材料 | 2人分

きのこ（舞茸、しめじ、椎茸など）
・・・・・・・・・・・・・・・・・・・・合わせて200g
枝つきタイム・・・・・・・・・・・・・・・・・・・・2本
植物油・・・・・・・・・・・・・・・・・・・・大さじ1/2
塩、こしょう・・・・・・・・・・・・・・・・・各適量
唐辛子（小口切り）・・・・・・・・・・・・・・少々

| 作り方

❶ きのこ類は、石づきを外す。椎茸が大きい場合は、半分に切る。
❷ たっぷりの湯を沸かし、タイムと塩少々を入れて①をさっと茹でて、ザルで水気を切る。
❸ ②がまだ熱いうちに油と塩、こしょうで味を調える。最後に唐辛子を散らし、タイムを添える。

AGE POINT　きのこは、食物繊維が豊富な食材として有名です。この食物繊維は、腸での糖質の吸収をゆるやかにしてくれます。マリネや蒸すなどの調理でAGEを増やさず食べましょう。

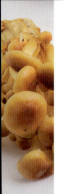

自家製なめたけ

なめたけは、買うよりも自家製がおいしいです。
えのきは、茶色の山えのきがコクも出ておすすめ。
多めに低温蒸ししてから保存すると食感も長く楽しめます。

| 材料 | 2人分

山えのき（石づきは切り落とす）
　　　　　　　　　・・・・・・・・・2袋分（正味160g）
浸けだれ
　　醤油・・・・・・・・・・・・・・・50cc
　　みりん・・・・・・・・・・・・・50cc
　　米酢・・・・・・・・・・・・大さじ1
　　料理酒・・・・・・・・・・大さじ1
　　唐辛子（小口切り）・・・・・少々

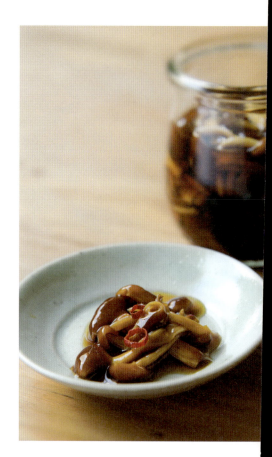

| 作り方 |

❶ えのきは、半分に切り、ザルに入れて65℃で15分「低温蒸し（P.26参照）」しておく。
❷ 鍋に浸けだれの材料をすべて入れてひと煮立ちさせ、しっかり冷ましておく。
❸ 煮沸消毒した保存瓶に①を入れ、②を注ぐ。＊すぐに食べられる。
　＊冷蔵庫で2週間程度、保存可能。

きのこを使ったメニュー

そばがきの たっぷりきのこ汁

そばがきの生地は少しゆるいくらいで茹でるとちょうどいいです。浮いてきたらすぐにすくい上げず、ひと呼吸置くこと。この数秒間がおいしく作るこだわりです。

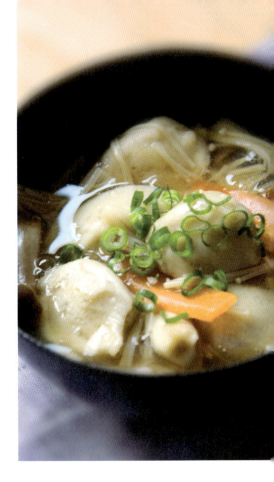

材料 | 2人分

にんじん	20g
大根	20g
しめじ	1/2パック
えのき	1/2パック
そばがき　そば粉	100g
熱湯	100cc
かつお出汁	400cc
薄口醤油	大さじ1
塩	適量
水溶き片栗粉	大さじ1
＊片栗粉：水＝1：1で混ぜ合わせる	
万能ねぎ（小口切り）	適量

作り方

1. にんじん、大根は細切りにし、しめじ、えのきは、石づきを切り落としてほぐしておく。
2. そばがきを作る。ボウルにそば粉を入れて熱湯を注ぎ、ホイッパーなどで力を入れてよくかき混ぜ、耳たぶくらいの固さにする。鍋に湯を沸かしてスプーンなどで一口大にして入れ、浮いてきた順にすくう。
3. 別鍋にかつお出汁を入れ、①を加えて煮る。野菜が煮えたら、②を加えて醤油と塩で味を調え、水溶き片栗粉を加えてとろみをつける。
4. 器に盛り、万能ねぎを散らす。

AGE POINT　そば粉の方が小麦粉よりも糖質は少ないためAGEを抑制できます。

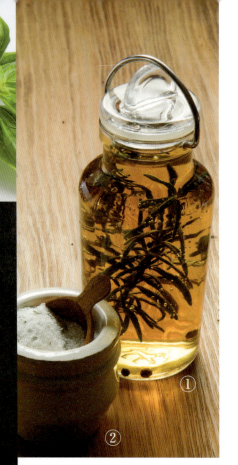

ハーブ&スパイスを使ったメニュー

ハーブの調味料

タイムやローズマリーなどのハーブ類は、風味もよく塩分も減らせるため調味料に最適です。ここでは、ヴィネガーとソルトをご紹介します。
どちらも天日干したハーブをお酢や塩とブレンドするだけ。
さまざまな料理に活用度が広く洋風の味わいが楽しめます。

①ミックスハーブヴィネガー

|材料|作りやすい分量

りんご酢 ・・・・・・・・・・・・・・・・・・・・・ 300cc
黒粒こしょう ・・・・・・・・・・・・・・・・・・・・ 5g
タイム、ローズマリーなど ・・・・ 合わせて10g

|作り方|

❶ 煮沸消毒したガラス瓶にすべての材料を入れて冷暗所などにおいておく。
 ＊1週間後から使える。3か月くらい保存可能。

②ハーブソルト

|材料|作りやすい分量

自然海塩 ・・・・・・・・・・・・・・・・・・・・・・ 50g
タイム（ドライ）・・・・・・・・・・・・・ 2〜3枝

|作り方|

❶ タイムは、枝から葉のみ外す。
❷ すり鉢に塩と①を入れてすりこ木などですり合わせ、全体に混ぜる。

AGE POINT
ハーブ類には、AGEの吸収を抑えて排出を促し、生成を阻止する成分が発見されています。調味料などに加えて日常的に使うと効果的です。

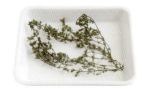

ハーブ類は、ザルなどに並べておき、3〜5日ほど天日干しすればドライハーブが作れます。

スパイス入り煮卵

煮汁にスパイスを入れるだけで、おもてなしの煮卵に。
ここでは、八角とシナモンで漬け込みました。
八角はスターアニスとも呼ばれ、かぜ対策にも有効です。

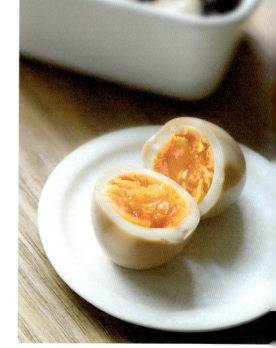

材料 | 作りやすい分量

卵(室温に戻しておく)		6個
マリネ液	かつお昆布出汁	1カップ
	醤油	各適量
	酒	大さじ3
	砂糖	大さじ2
	シナモンスティック	1本
	八角	1個

作り方

❶ 鍋に卵を入れて沸騰した湯を注ぎ、6分ほど茹でたらすぐに火を止め、冷水にとって殻をむく。
❷ マリネ液の材料をすべて鍋に入れてひと煮たちさせ、火を止める。
❸ ②に①を入れて1時間以上、漬ける。

卵料理のAGE対策は、油を使わない半熟ゆで卵がおすすめです。

ハーブ&スパイスを使ったメニュー

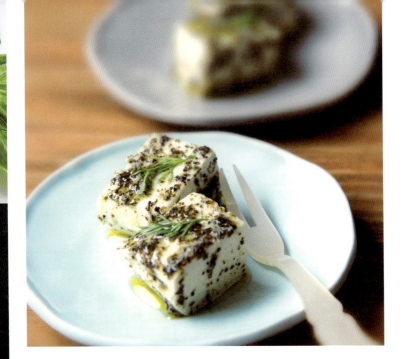

ハーブ豆腐マリネ

豆腐とオイルをハーブでマリネするだけでチーズのような味わいに。
そのまま食べてもよし、サラダの具にしてもよし。
お酒のおつまみにもぴったりの一品です。

| 材料 | 作りやすい分量

豆腐（島豆腐など固め）・・・・・・・・・・・・1丁
A ┌ イタリアンハーブミックス ・・・・・ 適量
  │ にんにく（すりおろし）・・・・・・・・ 1片
  │ 塩麹 ・・・・・・・・・・・・・・・・・・・・・ 大さじ2
  │ 　　＊または、塩大さじ1
  │ こしょう ・・・・・・・・・・・・・・・・・・・ 少々
  └ オリーブ油 ・・・・・・・・・・・・・・・・ 適量
ディル ・・・・・・・・・・・・・・・・・・・・・・・・ 適宜

| 作り方 |

❶ 豆腐は水切りし、一口大に切っておく。
❷ ボウルにAを入れて混ぜる。
❸ 豆腐を保存容器に入れて②をかけ、一晩冷蔵庫に入れておく。器に盛り、好みでディルを添えていただく。
　＊翌日から1週間くらいで食べきること。

POINT　チーズの代わりに豆腐を塩麹に漬ければAGEの低いおつまみになります。

ターメリックの
シーフード炊き込みご飯

炊き込みご飯にターメリックを入れると鮮やかです。
ターメリックの黄色は、優れた防腐、殺菌作用があります。
スパイスは、2〜3種類入れるとより本格的な味わいに仕上がります。

材料 | 2人分

白米 ･････････････････････ 2合分
ベジブロス（P.34作り方、参照）
　　　･････ 米2合分、規定量　＊または、水

A
- シーフードミックス ･･････････ 200g
- ターメリック ･･････････ 小さじ1
- クミンシード ･･････････ 小さじ1
- 薄口醤油 ･･････････ 大さじ1/2
- 塩 ･･････････ 小さじ2
- こしょう ･･････････ 少々

香菜（刻む）････････････････ 適量

作り方

① 炊飯器に研いだ米とベジブロスを入れ、Aの材料をすべて加えて普通モードで炊く。
② 器に盛り、香菜を添えていただく。

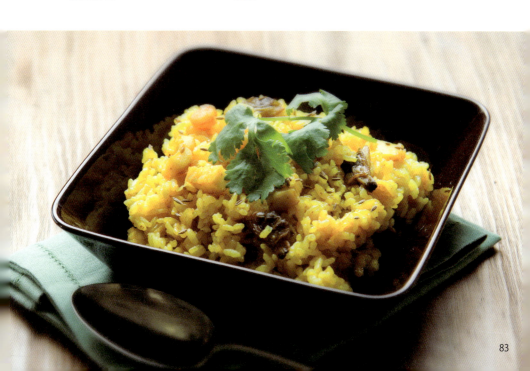

トマトの麹カプレーゼ風

チーズの代わりに寄せ豆腐を使ってアレンジしました。
カロリーもAGEも抑え、ヘルシーなカプレーゼ風です。
豆腐を美しく盛りつけるのがポイントです。

その他

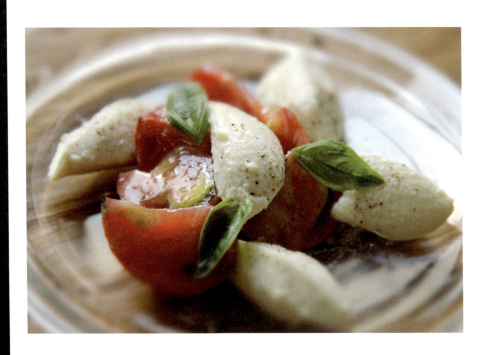

| 材料 | 2人分

フルーツトマト	中2個
寄せ豆腐	1/2パック
植物油	大さじ1
塩麹	小さじ2
	＊または、塩小さじ1
塩、こしょう	各適量
バジルの葉	適量

| 作り方

❶ トマトはくし型切りしておく。
❷ ボウルに油、塩麹を入れて混ぜる。塩、こしょうで味を調えたら、トマトを加えて和えておく。
❸ 器に豆腐をスプーンですくって入れ、②と一緒に盛る。最後にバジルの葉を飾る。

鶏ハムの野菜ロール

鶏の胸肉は、パサパサしていて苦手という方へ。ぜひ、低温蒸しで試してみてください。しっとりとやわらかく、旨みもアップします。

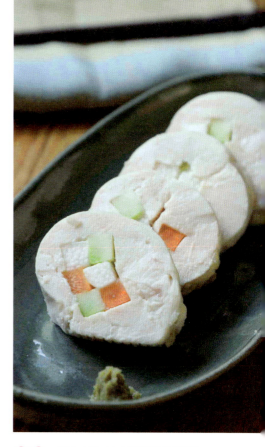

| 材料 | 作りやすい分量

鶏の胸肉（皮は外す）……………1枚
ブロッコリーの芯……………適量
にんじん………………………2本
長芋（皮をむく）………………2本
塩麹………………………大さじ1
　　　＊または、塩大さじ1/2
ゆずこしょう……………………適宜
ぽん酢（P.62作り方、参照）………適宜

| 作り方 |

❶ 鶏肉は、「50℃洗い（P.33参照）」をして水気を拭き、包丁で数か所切込みを入れて肉を開き、めん棒などで平らになるまでたたいておく。ブロッコリーは、芯の周りの固い部分を切り落とし、スティック状に切る。にんじんと長芋はスティック状に切る。

❷ 鶏肉の表面に塩麹をまぶし、野菜を巻いてたこ糸などで縛ったら70℃で40分ほど「低温蒸し（P.26参照）」する。

❸ ②を食べやすい大きさにスライスして、好みでゆずこしょう、またはぽん酢でいただく。＊冷蔵庫で保存し、1週間で食べ切ること。

AGE POINT

ブロッコリーは、AGE抑制野菜の代表です。茎も栄養価が高いので捨てずに使いましょう。鶏肉も焼かずに蒸すことでAGEを抑制できます。

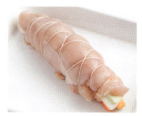

めん棒などで叩いて薄く平らにした鶏肉の表面に塩麹をまんべんなく塗り、野菜を軸にして巻く。たこ糸などを使い、全体に強く縛っていきましょう。先端から先に縛って留めておくと縛りやすいです。

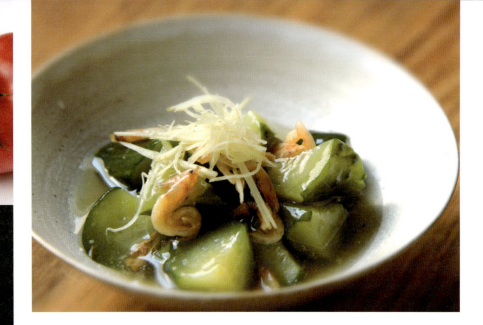

きゅうりの煮物

きゅうりは、生のまま食べるものという認識が変わります。煮ることでたくさん食べられ、また違った味わいになります。しょうがをたっぷり添えてさっぱりといただきましょう。

| 材料 | 作りやすい分量 |

きゅうり	2本
桜海老	大さじ2
A 水	200cc
料理酒	少々
白醤油（または、薄口醤油）	大さじ1
みりん	大さじ1/2
水溶き片栗粉	適宜

＊片栗粉：水＝1：1で混ぜ合わせる。

| しょうが（細切り） | 少々 |

| 作り方 |

❶ きゅうりは1cm長さの乱切りにする。
❷ 鍋に①と桜海老、Aを入れて火にかける。沸いたら弱火にし、きゅうりが柔らかくなるまで煮る。
❸ ②に白醤油、みりんを加えて味を調えたら、水溶き片栗粉でとろみをつける。
❹ 器に盛り、しょうがを添える。

しょうがはAGEを抑える効果があります。日々の料理で上手に活用しましょう。

アジア風 大根の炒め煮

大根の炒め煮にオキアミを加えてナンプラーで味付けしました。いつもと違ったアジアンテイストな味わいです。最後に香菜を添えるのがポイント。

AGE POINT　オキアミは、聞き馴染みのない方も多いかもしれません。小さなオキアミは、プランクトンの一種です。まるごと食べられる上に、桜海老同様に甲殻類の殻がAGEの吸収を抑えます。値段も比較的安価なので、ぜひ使ってみてください。

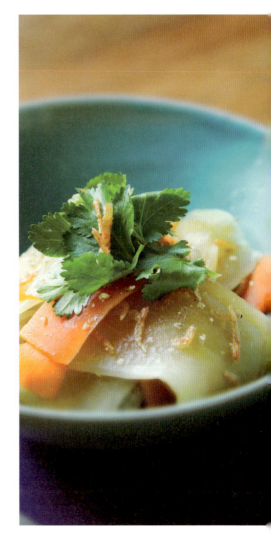

| 材料 | 2人分 |

- 大根　　　　　　　　　　　　200g
- にんじん　　　　　　　　　　100g
- オキアミ（または、桜海老）　大さじ1
- 植物油　　　　　　　　　　　大さじ1/2
- ベジブロス（P.34作り方、参照）＊または水
　　　　　　　　　　　　　　　50cc
- ナンプラー　　　　　　　　　大さじ1
- みりん　　　　　　　　　　　大さじ1/2
- 香菜（刻む）　　　　　　　　適量

| 作り方 |

1. 大根とにんじんは、薄い短冊切りにする。
2. 鍋に油を入れて大根とにんじんをさっと炒めたら、ベジブロスを加え、その上にオキアミを広げてのせて蓋をし、弱火で10分煮る。ナンプラーとみりんで味を調えて煮含める。
3. 器に盛り、香菜を添える。

デザート

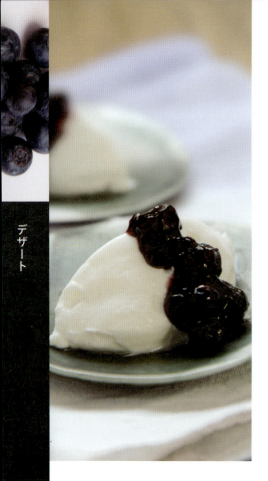

水切りヨーグルトのおやつ

プレーンヨーグルトは、一晩水切りをしておきましょう。水分が抜けたヨーグルトは、チーズのような濃厚さに。そのまま食べるだけで贅沢なおやつになります。

| 材料 | 作りやすい分量

プレーンヨーグルト（無糖）・・・・・・・・・ 500g
ベリー系のジャム（好みのもの）・・・・・ 適量

| 作り方 |

❶ ボウルとザルの上にキッチンペーパーをかぶせ、ヨーグルトをのせて冷蔵庫で一晩水切りをする。
❷ 翌日、冷蔵庫から取り出し、スプーンなどですくって器に盛り、好みのベリーをかけていただく。
＊冷蔵庫で保存し、2日くらいで食べ切る。

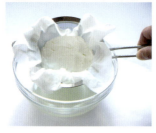

ボウルにザルをかませ、キッチンペーパーなどを敷いた上にヨーグルトをのせます。冷蔵庫で放置しておくだけで水分が抜け、水切りヨーグルトができあがります。

AGE POINT

ベリー類は、フィセチンという成分が含まれ、AGEを抑制します。さらに活性酸素を抑えるアントシアニンも豊富です。ブルーベリーは、目にもAGEにもよいスグレモノです。

りんごの赤ワイン煮バニラアイス添え

酸化防止剤不使用の無添加国産ワインを使っています。
値段も安価で甘みもあるためスイーツに最適です。
旬の果物と合わせて赤ワイン煮を楽しみましょう。

| 材料 | 2人分

紅玉りんご(ふじでも可)・・・・・・・・・・・1個
シナモンスティック・・・・・・・・・・・・・・・・1本
クローブ・・・・・・・・・・・・・・・・・・・・・・2〜3本
赤ワイン(無添加)・・・・・・・・・・・・・・・50cc
バニラアイス・・・・・・・・・・・・・・・・・・・・適量

| 作り方 |

❶ りんごは、4つ切りにして芯を切り落として8等分に切る。
❷ 鍋に赤ワインと同量の水(分量外)を入れてりんごを並べる。シナモン、クローブを加えて蓋をし、火にかけ、沸騰したら弱火にして10分ほどりんごが柔らかくなるまで煮る。
❸ 器に②とバニラアイスを盛りつけ、好みでクローブ(分量外)を飾る。

AGE POINT 赤ワインに含まれるポリフェノールには、AGE抑制効果もあります。

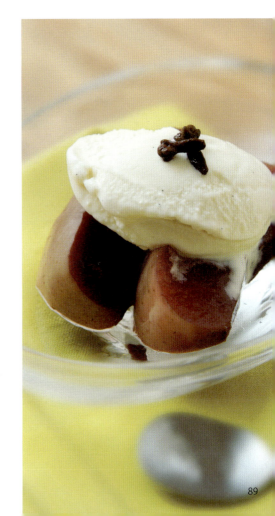

デザート

フルーツのバルサミコ酢和え

手頃な値段のバルサミコ酢でも少し煮詰めると芳醇な味わいに。
とろりとしたソース状になり、シロップの代わりに使えます。
砂糖やはちみつなどの甘みを加える必要もなく、ヘルシーです。

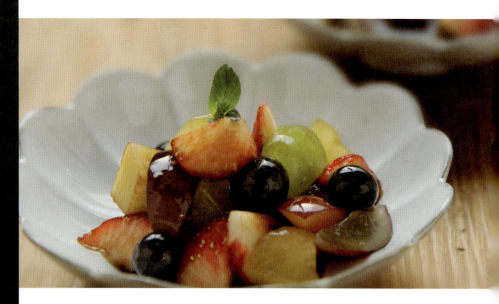

| 材料 | 作りやすい分量

好みのフルーツ（いちご、ブルーベリー、キウイ、ぶどうなど）・・・・・・・・・・・・・・・適量
バルサミコ酢・・・・・・・・・・・・・・・100cc
ミントの葉・・・・・・・・・・・・・・・・適宜

| 作り方

❶ 果物は、それぞれ食べやすい大きさに切っておく。
❷ バルサミコ酢は鍋に入れて半量になるまで煮詰める。
❸ ボウルに①と冷ましておいた②を和えて器に盛り、好みでミントを飾る。

AGE POINT　ベリー系のフルーツはAGEを抑制し、酢は血糖値の上昇を抑える働きがあります。特にバルサミコ酢は、果実酢のためほんのりと甘みがあり、甘味いらずに。

花巻

ベーキングパウダー使用の花巻は、生地を寝かし過ぎないのがコツ。時間が経ちすぎると上手に膨らみません。甘くないので食事用のパン代わりにも最適です。

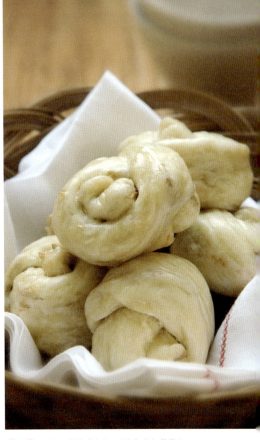

|材料|作りやすい分量（8個分）

小麦粉	200g
ベーキングパウダー	小さじ2
塩	ひとつまみ
砂糖	小さじ2
水	100cc
ごま油	大さじ2
桜海老	大さじ1
ふのり	5g

AGE POINT

具に桜海老とふのりを加えた花巻は、甲殻類である桜海老と海藻類であるふのりのW効果でAGEを抑制できます。焼いたパンより、蒸しパンの方がAGEも低くヘルシーです。

|作り方|

1. ボウルにふるった小麦粉とベーキングパウダーを入れ、塩と砂糖を加えて混ぜたら、様子を見ながら水とごま油を混ぜ合わせたものを少しずつ加えながらこねる。
2. 表面がなめらかになる程度に5分くらい手でこねたら、桜海老とふのりを加えてさらにこねる。
3. 生地を8等分にし、花巻の形に成形する。
4. 蒸し器にクッキングシートを敷き、③を並べて強火で15分蒸す。

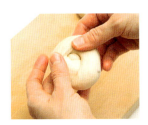

桜海老とふのりが全体的に混ざったら、生地を8等分にし、まず棒状にする。次に輪っかにして先端を真ん中に通すと簡単に花巻の形に成形できます。

お茶&
ハーブティ

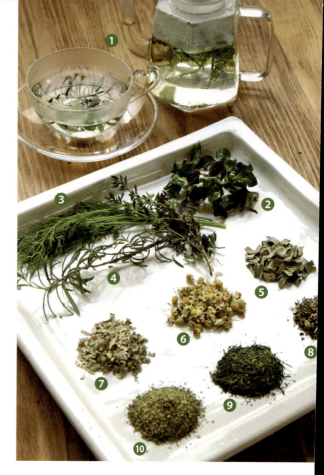

ハーブティやお茶には、AGEを抑えることが報告されています。
特にハーブティで人気のカモミールには、
ポリフェノールの一種である「カマメロサイド」が含まれており、
これにAGEの生成を抑制する作用があります。
カモミール以外では、ローズマリーや生のミントやディルなどの
ハーブ類、甜茶やドクダミ茶、緑茶、ルイボスティなどにも
アンチAGE作用が期待できます。
お茶と一口に言っても黒豆茶、黒煎り玄米茶など、
強い焙煎のものは避けた方がよいでしょう。

❶生のハーブ類を入れて湯を注いだ、フレッシュなハーブティが1番おすすめ。
❷ミント ❸ディル ❹ローズマリー ❺ドクダミ茶 ❻カモミール
❼クマザサ ❽甜茶 ❾煎茶 ❿柿の葉

教えて！AGEを溜めないコツ Q&A

Q：植物油は何を使えばよいでしょうか

A：オイル自体はどれもAGE値が高いので、必要以上に使わないことが大切です。油を使う場合は、できれば非加熱で使うのがよいのですが、調理する際には、高温にならないように注意しながら使いましょう。

Q：植物油を使って炒め物をするときの注意点を教えてください

A：油を鍋に入れるときは、「コールドスタート（P.32参照）」にし、低温から炒める方がAGEを抑えることができます。また、低温調理の方が余分な水分が出ずに食材本来の味が楽しめる利点もあります。途中、油が足りずに食材がこげそうになったら油を足すのではなく、ベジブロス（P.34参照）または水を加えてソテーしましょう。（P.32ベジブロスソテー参照）

Q：低温蒸しは、普通のせいろなどではできないでしょうか？

A：ご家庭にあるせいろや蒸し器でも低温蒸しは可能です。その場合、蓋と鍋の間に箸などを1本かませ、蒸気を逃がしながら温度調整をします。温度を一定に保つためには、キッチン温度計でマメに温度管理をするのが大事です。

Q：AGEを抑えるために砂糖は使わない方がよいのでしょうか？

A：甘味は、砂糖も黒砂糖も大差なくおすすめできません。また、メイプルシロップやはちみつは、果糖も多く含まれるのでいずれも使い過ぎはよくありません。甘みが欲しい時は、米あめやみりんなど、でんぷんを糖化しながら作られる甘味類は、AGE化するスピードが緩やかなため比較的おすすめです。

Q：圧力鍋などの高温調理器具はAGEを増やしますか？

A：確かに、圧力下では水の沸点が一気に上がり、125℃になるため、普通の鍋を使うよりAGEが増えます。ただし、水を多く使った調理である限りは、電子レンジよりは許容できる範囲とも言えます。時短のために、すべての調理を圧力鍋に頼るのはよくありませんが、調理によって使い分ける程度であれば問題ないでしょう。

Q：コーヒーは、控えた方がよいのでしょうか？

A：長時間焙煎しているコーヒー豆は、AGEが多いように思われますが、それほどではありません。また、コーヒー豆自体に含まれる抗酸化物質がAGEを抑制する働きがあります。1日1～2杯くらいまでなら飲んでも問題はありません。

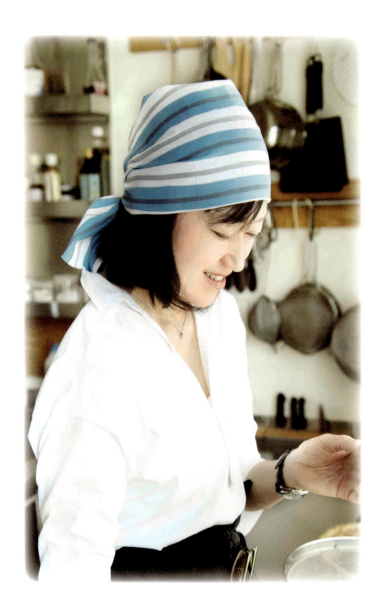

こげないカラダ、さびないココロ

　山岸先生と初めてお会いしたときに聞いた「AGE」というキーワードが、ずっとトゲのように心に刺さったままでした。
　AGEのことを知っているのに、料理を教える立場として、きちんと伝え切れているのだろうかという不安があったからです。
　「AGEを抑えるには、調理法が一番大切なんだよ」山岸先生のその言葉に、料理家魂に火がつきました。
　元々、カラダに優しい料理が私のモットーだったので、これからは、AGEを抑える要素を加えながら、美味しくてカラダに優しい料理法を伝えていこうと思うようになったのです。

　本書制作にあたり、改めて山岸先生から素材選びや調理法のアドバイスをいただきました。その時、これまで私が実践していたホールフードの料理法にこそ、AGEを抑えるメソッドが多くあることが分かったのは、嬉しい発見でした。

　最も和食は、まさにAGEを溜めない最高の料理法です。だからこそ、私たち日本人は長寿だったのではないでしょうか。

　私も山岸先生も美味しいものやワインや天ぷらも大好きです。
　AGEを気にしすぎ、老化におびえて暮らすのはいけません。それでは、ココロがさびてしまいます。縛りを作り過ぎるのではなく、普段の食事の食べ方や調理法でAGEを抑えていくことが必要です。
　山岸先生はよく、「ウェルエイジング」という言葉を使われます。
　「誰もが年を取り、老けるのだから、それをゆっくりと、きれいにしたいよね。それこそが、ウェルエイジングなんだよ」と、おっしゃいます。私もその通りだと思っています。
　しっかりとAGEの知識をもち、抑制のコツを知り、一緒に美しくウェルエイジングを重ねていこうではありませんか。

2015年　春　タカコ ナカムラ

料理レシピ：タカコ ナカムラ		参考図書：exAGEハンドブック	
料理アシスタント：一鍬田 朋子		AGE攻略レシピ	
岩崎 康代		（出版：一般社団法人AGE研究協会	
片岡 愛		http://www.reage.jp/）	

進行：高橋 みず保
編集：喜多 ミナミ
アートディレクション：大嶋 フクヲ
デザイン：中西 穣
　　　　　大粒来 麻美
撮影：佳川 奈央
スタイリング：二野宮 友紀子
文章：喜多 ミナミ
　　　川越 晃子

協力：タカコ ナカムラ ホールフードスクール
　　　TEL：03-3729-1077
　　　www.wholefoodschool.com

2015年5月5日 初版第1刷発行
2017年5月3日　第2刷発行
2024年9月2日　第3刷発行

老化物質 AGE ためないレシピ
ウェルエイジングのすすめ

著　者　　タカコ ナカムラ ／ 山岸 昌一
発行者　　後藤 康徳
発行所　　パンローリング株式会社
　　　　　〒160-0023 東京都新宿区西新宿7-9-18-6F
　　　　　TEL 03-5386-7391　FAX 03-5386-7393
　　　　　http://www.panrolling.com/
　　　　　E-mail　info@panrolling.com

装　丁　　株式会社大嶋事務所
印刷・製本　株式会社シナノ

ISBN978-4-7759-4143-0
落丁・乱丁本はお取り替えします。
また、本書の全部、または一部を複写・複製・転訳載、および磁気・光記録媒体に
入力することなどは、著作権法上の例外を除き禁じられています。

© Takako Nakamura　　©Yamagishi Sho-ichi　　2015 Printed in Japan